AF856567

Muskelkrank leben

Publiziert mit der freundlichen Unterstützung von:

Mitsubishi Tanabe Pharma GmbH

AsFam AG

Verein Schweizerische Muskelgesellschaft

Verein ALS Schweiz

Verein Pro Infirmis

Stadt Bülach

Muskelkrank leben – Erfahrungen mit einer
neuromuskulären Erkrankung
© elfundzehn, Zürich 2024
Ein Verlag der Lesestoff-Gruppe
Gestaltung: www.as-grafik.ch, Urs Bolz
Lektorat und Projektleitung: elfundzehn, Gaby Ferndriger
Korrektorat: elfundzehn, Alexander Nyffenegger
Druck und Bindung: pbtisk
ISBN 978-3-905769-78-4
Alle Rechte vorbehalten.

Besuchen Sie uns im Internet: www.elfundzehn.ch

elfundzehn wird vom Bundesamt für Kultur
für die Jahre 2021–2024 unterstützt.

Norbert Bundi

Muskelkrank leben

Erfahrungen mit einer neuromuskulären Erkrankung

elfundzehn

Un giorno credi di essere giusto
e di essere un grande uomo.
In un altro ti svegli e devi
cominciare da zero.

Situazioni che stancamente,
si ripetono senza tempo.
Una musica per pochi amici,
come tre anni fa.

A questo punto non devi lasciare,
qui la lotta è più dura, ma tu
se le prendi di santa ragione
insisti di più.

Sei testardo, questo è sicuro,
quindi ti puoi salvare ancora.
Metti tutta la forza che hai
nei tuoi fragili nervi.

Quando ti alzi e ti senti distrutto
fatti forza e vai incontro al tuo giorno.
Non tornar sui tuoi soliti passi,
basterebbe un istante.

Mentre tu sei l'assurdo in persona,
e ti vedi già vecchio e cadente
raccontare a tutta la gente
del tuo falso incidente.[1]

Eines Tages glaubst Du, recht zu sein
und ein grosser Mann zu sein.
An einem anderen wachst Du auf und musst
wieder bei null anfangen.

Situationen, die ermüdend
sich zeitlos wiederholen.
Eine Musik für wenige Freunde,
wie vor drei Jahren.

An diesem Punkt darfst Du nicht nachlassen,
hier ist der Kampf härter, aber Du
wenn Du ihn voll annimmst
wirst Du bestehen.

Du bist hartnäckig, das ist sicher,
daher kannst Du Dich noch retten.
Stecke all die Kraft, die Du hast
in Deine fragilen Nerven.

Wenn Du aufstehst und Du fühlst Dich kaputt
gib Dir einen Ruck und begegne Deinem Tag.
Kehr nicht zum gewöhnlichen Trott zurück,
ein Augenblick würde genügen.

Mittlerweile bist Du die Absurdität in Person,
und Du siehst Dich schon alt und morsch
allen Leuten erzählend
von Deinem Pech.

1 Patrizio Trampetti, 1973

My mama always said, life is like a box of chocolates.
You never know what you're gonna get.[2]

2 Finerman, Starkey & Tisch, 1994

Für Yuko

Inhalt

Vorwort
Dr. med. Jürg Jäger

Das zentrale Nervensystem (ZNS) ist vermutlich das komplexeste Organ, das die Evolution hervorgebracht hat. Der Homo Sapiens neigt dazu, das Seinige als das Beste von allen zu bewerten. Das ZNS anderer Spezies kann aber Leistungen erbringen, von denen wir nur träumen können. Ich denke zum Beispiel an die Orientierungsfähigkeiten mancher Fische, Wale und Vögel oder das Geruchssystem von Hunden und Schweinen. Auch die Orientierung mittels Ultraschall der Fledermäuse ist für uns unmöglich. Diese Liste liesse sich noch beliebig erweitern.

Nur bei den kognitiven Fähigkeiten haben wir ein ausserordentliches Level erreicht. Wir haben zum Beispiel die Möglichkeit, mehrere Sprachen zu erwerben oder komplexe philosophische Gedanken zu entwickeln. Ebenso können wir komplizierte mathematische Berechnungen anstellen und damit die Physik unseres Universums erklären oder uns mit Gesang und Musik ausdrücken. Auch diese Liste liesse sich fast unendlich erweitern.

Das ZNS empfängt Informationen von zahlreichen Quellen. Nebst den klassischen Sinnen, wie sie schon Aristoteles beschrieb: Sehen, Hören, Riechen, Schmecken und Tasten bestehen noch viele weitere. Der Gleichgewichtssinn hilft uns zu wissen wo oben und unten ist und wie wir uns im Raum bewegen. Dazu kommt eine Vielfalt sensorischer Inputs, nebst Tasten und Berühren auch die Wahrnehmung der Temperatur. Nicht zu vergessen die Informationen aus unserem Inneren: die Stellung der Gelenke, die Spannung in den Sehnen und Muskeln, die Wahrnehmung von Schmerz, die uns hilft, uns vor Schädigungen zu schützen.

Neben diesen vielen Eingängen besitzt das ZNS aber bloss einen einzigen Ausgang: die Motorik! Sprechen ist nur möglich mit der Motorik im Kehlkopf, Stimmbändern, Zunge, Lippen und Mund. Schreiben ohne Feinmotorik ist unmöglich. Dass die körperliche Fortbewegung im Raum die Motorik benötigt, leuchtet auch sofort ein.

Das ZNS für sich allein ist jedoch isoliert. Ohne das periphere Nervensystem und die ausführenden Organe über die Muskulatur geht nichts. Selbst Stephen Hawking (> *S. 64*) konnte in seinem fortgeschrittenen Krankheitszustand noch mit einer Mikromenge an Motorik die Augen bewegen, um mit Hilfe von viel Elektronik zu kommunizieren.

Wie alles Lebendige ist auch die Motorik störungsanfällig. Alle klassischen Pathologien wie Tumore, Entzündungen, Durchblutungsstörungen können sie beeinträchtigen. Eine grosse Gruppe, die neuromuskulären Erkrankungen, fehlt noch in dieser Liste und damit kommen wir zum Thema dieses Buches.

Im ersten Teil «Nerven und Nervenerkrankungen» wird die Anatomie des Nervensystems und die Pathologie der verschiedenen Erkrankungen in diesem Formenkreis umfassend dargestellt. Der Arzt hat darin die Aufgabe, eine allgemein gültige, präzise Diagnose gemäss den aktuellen Kriterien zu stellen. Der Betroffene aber erlebt eine ganz individuelle, nur für ihn gültige Krankheit.

Im zweiten Teil «Kopfsachen» wird diese subjektive, autobiographische Erfahrung dargestellt. Zuerst die Erfahrungen des gesunden, unternehmungslustigen jungen Mannes, der sein Leben genoss. Dann die grosse Herausforderung, das Erleben und die Verarbeitung der zunehmenden krankheitsbedingten Einschränkungen. Der Autor schildert hier, wie er seine persönliche Erkrankung erlebt und den Umgang mit den Einschränkungen meistert.

Im dritten Teil «Muskelkrank im Alltag» kann er auf seine umfangreiche Erfahrung zurückgreifen. Geradezu enzyklopädisch gelingt es ihm, die medizinischen und therapeutischen

Möglichkeiten auszuleuchten und eine Orientierung in unserem Sozialversicherungsdschungel zu vermitteln. Auch das heikle Thema der Sexualität wird erörtert. Dieser Erfahrungsschatz ist zweifellos für alle Betroffenen äusserst wertvoll.

Der Autor bringt drei essenzielle Fähigkeiten zur Bearbeitung des Themas der neuromuskulären Erkrankungen mit: die intellektuelle Begabung, die Selbstbetroffenheit und die präzise sprachliche Ausdrucksfähigkeit.

Dank der intellektuellen und sprachlichen Begabung gelingt es ihm, die wissenschaftliche Darstellung dieser Erkrankungen klar, umfassend und gut verständlich darzulegen. Aufgrund der eigenen Betroffenheit kann er die Situation, in der sich der Kranke befindet, einfühlend aufzeigen. Darüber hinaus beleuchtet er auch die Reaktionen der Mitmenschen, der Gesellschaft und unserer Sozialversicherungen.

In meiner klinischen Tätigkeit als Neurologe habe ich mehrfach Patienten mit neuromuskulären Erkrankungen betreut. Subjektiv habe ich den Eindruck, dass vor allem diese Patienten oft die Fähigkeit aufweisen, mit ihren Einschränkungen erstaunlich positiv umzugehen. Diese Resilienz bewundere ich sehr. Dank dieser Resilienz und der sorgfältigen und engagierten Bearbeitung des Themas hat der Autor ein eindrückliches und wertvolles Buch verfasst, dem ich eine ihm gebührende, weite Verbreitung wünsche.

Dr. med. Jürg Jäger, FMH-Neurologie

Teil 1:
Nerven und Nerven-erkrankungen

Einleitung

Unsere Nerven sind wahre Multitalente. Sie können flattern, strapaziert werden, blank liegen und sogar zusammenbrechen. Ab und zu verlieren wir sie, sägen an ihnen oder trampeln auf ihnen herum. Vielleicht findet sich jemand in einer Nervenprobe oder einem Nervenkrieg wieder. Da helfen Nerven aus Stahl. Manche sind mit den Nerven am Ende, andere hingegen brauchen den Nervenkitzel. Die Sprache brachte blumige Ausdrücke hervor, um Emotionen zu beschreiben. Eine einzelne Nervenzelle agiert jedoch völlig emotionslos. Wenn sie einen genügend starken Reiz aufnimmt, leitet sie ihn als elektrischen Impuls weiter, zum Beispiel an eine Muskelzelle oder eine andere Nervenzelle. Dieser Prozess beginnt beim wenige Wochen alten Embryo, wenn sich Gehirn und Rückenmark zu formen beginnen. Beim ausgereiften, erwachsenen Menschen sind es dann Milliarden von Nervenzellen, die miteinander koordiniert funktionieren. Sie ermöglichen uns Dinge, die wir als selbstverständlich erachten: Denken, Lernen, Erinnern, Sprechen, Schreiben, Gehen, um nur einige zu nennen. Erst das Zusammenspiel aller Zellen im Körper macht uns menschlich und lässt uns Emotionen spüren. Wir sind damit wahrscheinlich das komplexeste Naturphänomen im uns bekannten Universum.

Dass Nerven elektrische Impulse weiterleiten, wissen wir seit Ende des 18. Jahrhunderts. Der italienische Arzt und Naturforscher Luigi Aloisio Galvani aus Bologna experimentierte gerne mit Fröschen. Er sezierte sie und legte deren Nerven frei. Dabei staunte er nicht schlecht, als die toten Froschschenkel zu zucken begannen. Was war da los? Löste ein überspringender Funke seines elektrostatischen Generators diese Reaktion aus? Um dem nachzugehen, verlegte er die Versuche auf das Dach seines Hauses und hoffte, den gleichen Effekt zu sehen, wenn in der Nähe Gewitter niedergingen. Aber bereits ohne Funken und Blitze zuckten die Froschschenkel. Sein umfangreicher Vorrat an Fröschen hing auf dem Balkon an Messinghaken und berührte das eiserne Geländer. Es waren die zwei verschiedenen Metalle und das Salzwasser im Frosch als leitende Flüssigkeit, die einen Stromkreis bildeten. (> *Abbildung 1, S. 21*)

Galvani suchte nach Antworten und glaubte, eine Art Lebensenergie oder «tierische Elektrizität» gefunden zu haben, gespeichert im Inneren des Lebewesens und durch die Metalldrähte aktiviert. Zu diesem Zeitpunkt bereits bekannte Studien bei Zitteraalen und Zitterrochen bestärkten ihn in diesem Glauben. Diese damals als Galvanismus bekannte Theorie währte jedoch nicht lange. Galvanis Landsmann Alessandro Volta zeigte, dass die Elektrizität den Metallen entsprang, nicht dem Tierinneren. Als Beweis dazu stellte Volta im Jahr 1800 seine Volta'sche Säule vor, ein Vorläufer der heutigen Batterie.

Galvanis Neffe, der Physiker Giovanni Aldini, ging noch einen Schritt weiter als sein Onkel. Er experimentierte mit hingerichteten Verbrechern und führte öffentliche Versuche mit ihnen durch. Dabei steckte er Elektroden in Ohren, Nasen und Mund der Geköpften und brachte diese dazu, zuckende Grimassen zu schneiden oder ein Auge zu öffnen. Er betonte, dies geschehe alles im Dienste der Wissenschaft. Bei diesem Gruselkabinett dürfte aber manchem Anwesenden übel geworden sein. Aldinis Versuche inspirierten später die Autorin Mary Shelley zu ihrem im Jahr 1818 erschienenen Buch «Frankenstein» (nach alumniTUGraz1887, 2020).

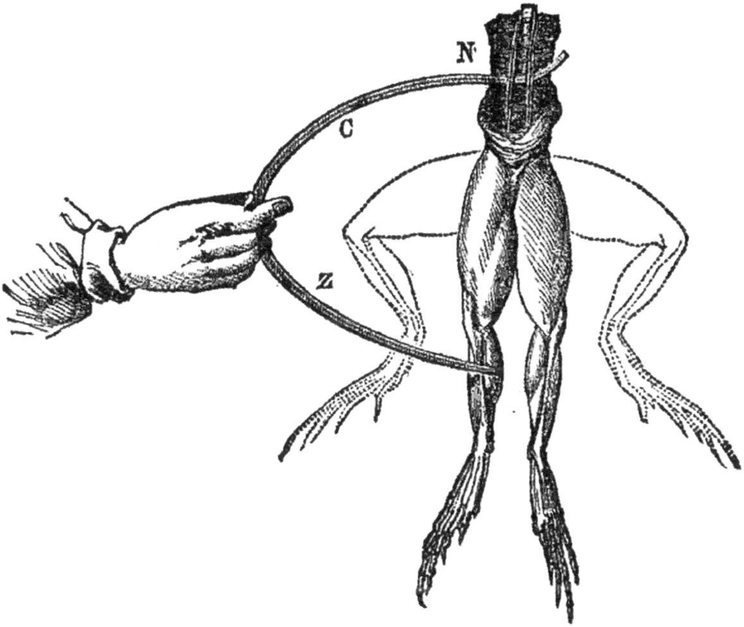

Abbildung 1:
Galvanis Froschexperiment Stromkreislauf mit zwei Metallen Kupfer © und Zink (z). Das im Gewebe enthaltene Salzwasser wirkt als Elektrolytlösung (leitende Flüssigkeit)
(Wells, 1859)

Die folgenden Kapitel befassen sich mit Grundwissen über unser Nervensystem. Sie beschreiben beispielsweise den Aufbau einer einzelnen Nervenzelle oder den Weg eines Impulses vom Gehirn zum Muskel. Reflexe kommen ebenso zur Sprache wie medizinische Fachbegriffe, die in der Sprechstunde der Neurologie auftauchen können. Von den vielen verschiedenen neuromuskulären Erkrankungen (NME) liegen die Spinale Muskelatrophie, auch SMA abgekürzt, und die Amyotrophe Lateralsklerose oder abgekürzt ALS im Fokus. Was sind das für Krankheiten? Wie werden sie vererbt? Welche Symptome treten auf und wo steht die Forschung hinsichtlich möglicher Therapien? Überleitend zu Teil 2 beschreibt der letzte Abschnitt eine Eigenerfahrung: die langwierige Suche nach der richtigen Diagnose als Fallbeispiel.

Der erste Schritt im Umgang mit unheilbaren Muskelkrankheiten ist, sich damit auseinanderzusetzen und sich Wissen anzueignen. Teil 1 bezweckt, beim Einstieg in diese komplexe Materie zu helfen und die beiden Krankheiten SMA und ALS näher zu bringen.

Das Nervensystem

Aufbau

Räumlich bzw. anatomisch unterscheiden wir zwischen dem Zentralnervensystem (ZNS) und dem peripheren Nervensystem (PNS) (> *Abbildung 2, S. 25*). Das ZNS umfasst Gehirn und Rückenmark. Die von dort austretenden und über den ganzen restlichen Körper verteilten Nerven gehören zum PNS. Zusammen bilden sie ein Netzwerk, in dem Informationen von und zum Gehirn als Kommandozentrale fliessen. Dieses liegt gut eingebettet unter der harten Schädeldecke. Zusätzlichen Schutz gibt der Liquor. Eine klare Flüssigkeit, die wie ein Wasserkissen das Gehirn umgibt und Erschütterungen absorbiert. Das Rückenmark verläuft ähnlich geschützt durch das Innere der Wirbelsäule, ebenfalls umhüllt von Liquor-Flüssigkeit. Damit sorgt der Körper für die grösstmögliche Sicherheit des hoch sensiblen ZNS. Zwischen den Wirbeln treten paarweise Spinalnerven aus. Spinal, von lateinisch: «spina» – Dorn heisst übersetzt «zur Wirbelsäule gehörend». An den Wurzeln dieser total 31 Nervenpaare befindet sich eine Vielzahl von Nervenzellkörpern: die Ganglien. Jedes Spinalganglion enthält Zehntausende von Zellkörpern (> *Abbildung 5, S. 29, Soma*). Durch ihre Fortsätze (> *Abbildung 5, S. 29, Axone*) sammeln sie Reize von der Peripherie und leiten die Informationen an das Rückenmark und ins Gehirn weiter.

Eine andere Aufteilung erfolgt nach Funktion. Das somatische oder willkürliche Nervensystem nimmt bewusste Reize auf und verarbeitet sie. Solche kommen sowohl von aussen über die Sinnesorgane als auch vom Körperinneren. Äussere Reize nehmen wir durch Sehen, Hören, Riechen, Schmecken und Fühlen wahr. Bewusste innere Eindrücke sind etwa das Gefühl, sich zu bewegen oder die Lage der einzelnen Körperteile zueinander. Sensorische Nervenfasern leiten diese Impulse zum Gehirn. In der Gegenrichtung steuert das somatische System alle willkürlichen Bewegungen der Skelettmuskeln. Motorische Nervenfasern transportieren Befehle zu den entsprechenden Muskeln und lösen die gewünschten Aktionen aus. Das Wort Motorik kommt vom lateinischen «mōtor» und bedeutet «jemand, der etwas bewegt», in unserem Fall den Bewegungsapparat.

Das vegetative, oder autonome Nervensystem steuert alle unwillkürlichen oder automatischen Vorgänge. Es handelt sich hier vorwiegend um lebenswichtige Funktionen, die wir nicht oder nur beschränkt willentlich beeinflussen können. Dazu gehört zum Beispiel der Herzschlag, die Verdauung oder auch der Stoffwechsel. Einzelne Muskelgruppen werden sowohl vom somatischen als auch vegetativen Nervensystem angesprochen. Wir können für eine kurze Zeit willkürlich in die Atmung eingreifen, indem wir tief einatmen und die Luft anhalten. Andererseits löst das vegetative Nervensystem bei Reflexen automatisch Bewegungen aus (> *Reflexe, S. 40*). Räumlich gehören beide Systeme teils zum ZNS, teils zum PNS.

Das vegetative Nervensystem besteht aus drei Einheiten:

- Sympathikus
- Parasympathikus
- Enterisches Nervensystem, oder das Eingeweidesystem

Der Sympathikus sorgt dafür, dass der Körper für Leistungen bereitsteht. In einer physischen oder psychischen Stresssituation schüttet der Organismus automatisch Stresshormone aus. Er erhöht den Herzschlag, erweitert die Atemwege für eine höhere Luftzufuhr und versorgt die Muskeln mit der nötigen Energie.

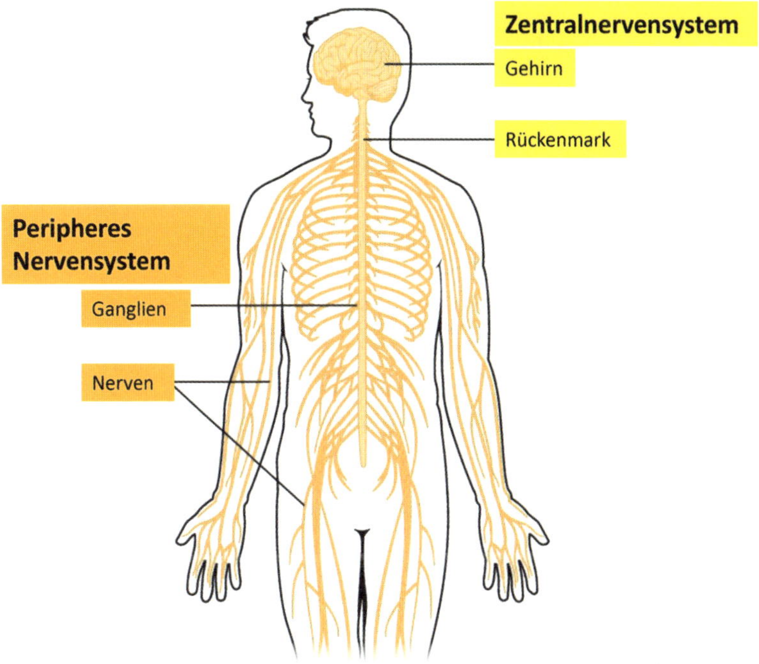

Abbildung 2:
Zentrales (ZNS) und peripheres (PNS) Nervensystem
(OpenStax, 1999–2023)

Die Darmtätigkeit reduziert sich, damit Ressourcen für momentan wichtigere Aufgaben zur Verfügung stehen. All diese Massnahmen zu bekämpfen oder zu fliehen (fight or flight) bauen die Energiereserven ab.

Die Nerven des Parasympathikus hingegen dominieren, wenn die Person ruht. Er verhält sich somit wie ein Gegenspieler zum Sympathikus. Das Herz schlägt langsamer, die Atemfrequenz ist tief und die Verdauungsfunktionen aktiv. Der Parasympathikus dient demnach der Regeneration (rest and digest) und baut die Energiereserven wieder auf. Er fördert auch das Herstellen des inneren Gleichgewichts.

In den Darmwänden verlaufen Nervengeflechte, die zum enterischen Nervensystem gehören und die Verdauung steuern. Sympathikus und Parasympathikus beeinflussen diesen Bereich nur wenig. Das enterische Nervensystem steuert die ganze Darmtätigkeit lokal und weitgehend unabhängig vom Gehirn. Da lässt sich spekulieren, ob von hier vielleicht das bestens bekannte Bauchgefühl stammt. Dazu existieren jedoch keine wissenschaftlichen Belege.

Eine dritte Aufteilung des Nervensystems berücksichtigt, auf welcher Linie die Informationen fliessen. Nervenzellen leiten Impulse lediglich in eine Richtung weiter. Alle aufsteigenden, bzw. zum Gehirn verlaufenden Fasern heissen afferent. Dazu gehört die ganze Sensorik, die Informationen aus der Peripherie dem Gehirn zuführt. In der Gegenrichtung, bzw. absteigend vom Gehirn, verteilen efferente Fasern die Befehle im ganzen Körper.

Jede einzelne Nervenfaser im peripheren Nervensystem wird von Bindegewebe umhüllt. Ein Nervenfaserbündel (> *Abbildung 4, S. 27*) fasst zahlreiche Nervenfasern zusammen, mehrere Bündel ergeben den gesamten Nerv. Dieser kann sowohl efferente wie auch afferente Fasern enthalten. Wenn zum Beispiel eine Blessur

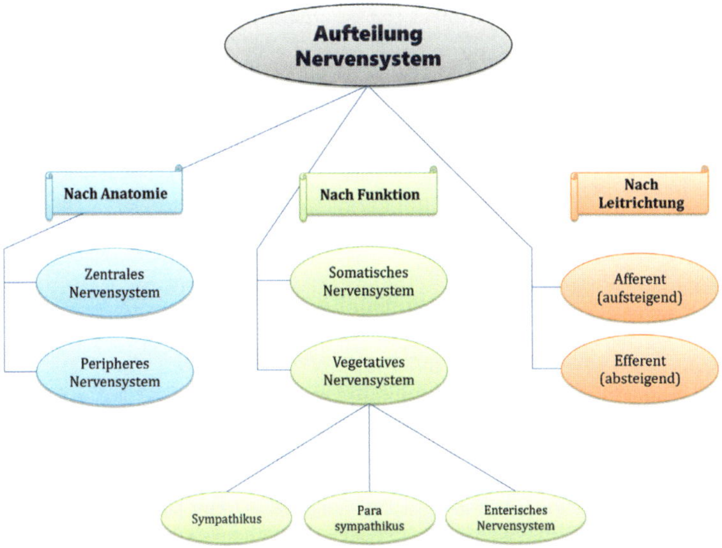

Abbildung 3:
Aufteilung Nervensystem

Bei Muskelkrankheiten ist vielfach die Rede von geschädigten motorischen Nervenfasern. Somit betrifft dies efferente Nervenfasern des somatischen Nervensystems. Diese liegen entweder im Zentralnervensystem oder im peripheren Nervensystem und steuern willkürliche Bewegungen von Muskeln.

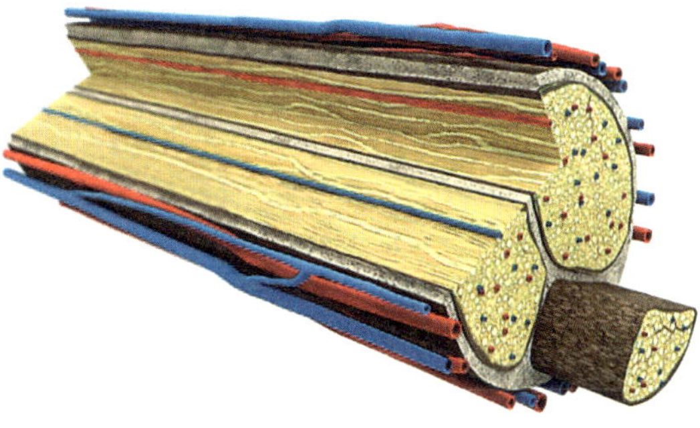

Abbildung 4:
Aufbau Nervenfaserbündel
(www.MedicalGraphics.de, 2023)

den ganzen Nerv schädigt, kann es sowohl zu Sensibilitätsausfällen im afferenten System wie auch zu motorischen Ausfällen im efferenten System kommen.

Neuronen und Synapsen

Die Nervenzelle, das Neuron, ist die kleinste funktionelle Einheit innerhalb eines Nervs. > *Abbildung 5, S. 29* zeigt den Aufbau eines typischen Neurons. Der Zellkörper, auch Soma genannt, als Hauptbestandteil schliesst den Zellkern mit dem Erbgut ein. Ausserdem enthält er verschiedene Zellorganellen. Dies sind zelluläre Einheiten, wie zum Beispiel die Mitochondrien. Diese produzieren aus Traubenzucker (Glukose) und Sauerstoff die Energie, welche die Zelle am Leben erhält. Sie finden sich nicht nur in Nervenzellen, sondern in beinahe allen anderen Zellen auch. Defekte Mitochondrien der Muskelzellen können unter anderem zu Krankheiten, wie der Mitochondrialen Myopathie führen.

Aus dem Zellkörper spriessen die Dendriten, das sind baumartige Verästelungen vergleichbar mit Antennen. Dendriten empfangen Impulse von anderen Nervenzellen und leiten sie zum Zellkörper weiter. Am Übergang zum Axon, der eigentlichen Nervenfaser, befindet sich der Axonhügel. Dort laufen die eintreffenden Signale zusammen und es baut sich dadurch eine elektrische Spannung von wenigen Millivolt auf.

Eingehende Impulse erregen oder hemmen die Zelle in ihrer Aktivität. Wenn mehrere erregende (exzitatorische) Impulse in kurzer Abfolge oder gleichzeitig von verschiedenen Ästen beim Axonhügel eintreffen, erhöht sich die elektrische Spannung. Hemmende (inhibitorische) Impulse jedoch senken diese wieder. Erreicht die Spannung einen bestimmten Schwellenwert, «feuert» die Zelle, d. h. sie gibt einen Impuls, den man auch Aktionspotenzial nennt, dem Axon entlang weiter. Die Stärke des Aktionspotenzials eines Neurons ist immer gleich, sobald der

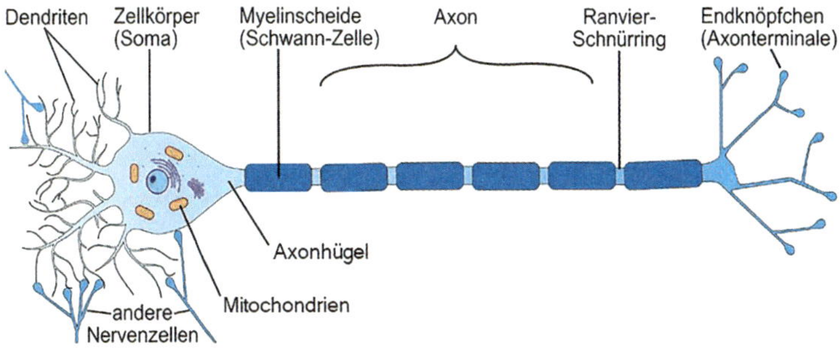

Abbildung 5:
Nervenzelle
(Spielhoff, 2020)

Schwellenwert erreicht wird. Alle Veränderungen darunter bewirken nichts. Dadurch filtert die Zelle die wichtigen bzw. starken Signale von den unwichtigen und schwachen. Gäbe sie alle Impulse ungefiltert weiter, würde der Körper mit Reizen überflutet. Ein solches elektrisches Gewitter würde das Gehirn überfordern.

Die wechselnden Einflüsse von erregenden und hemmenden Impulsen auf zellulärer Ebene übertragen sich auf den ganzen Körper. Eine Pokerspielerin, die das bestmögliche Blatt in den Händen hält, jubelt innerlich in Vorfreude auf ihren Gewinn. Sie will aber ihre Emotionen nicht vor Ende des Spiels preisgeben, um den Erfolg nicht zu gefährden. Somit unterdrückt sie willentlich ihre erregenden Impulse, um äusserlich möglichst regungslos zu erscheinen. Sie zeigt Nervenstärke.

Nervenstärke benötigen wir auch in Gefahrensituationen, um unter Zeitdruck richtig zu entscheiden (fight or flight). Obwohl der Körper durch den Sympathikus in höchster Alarmbereitschaft steht, möchten wir kontrolliert handeln. Überbordende Emotionen würden uns daran hindern, die potenziell beste Lösung zu finden. Erst wenn wir die Gefahr abgewendet haben, können wir entspannen und Emotionen zulassen. Je nach Charakter und Situation zeigen sich diese dann mehr oder weniger intensiv, bis die Balance wieder hergestellt ist.

Die Länge eines Axons variiert von unter einem Millimeter bis zu einem Meter, je nach Funktion und Ort der Zelle. Um einen Axon-Abschnitt wickeln sich sogenannte Gliazellen oder Supportzellen. Im PNS heissen sie Schwann-Zellen im ZNS Oligodendrozyten. Diese bilden unter anderem Myelinscheiden und umgeben damit das Axon mit einem isolierenden, schützenden Mantel. Zwischen den einzelnen Schwann-Zellen bilden sich kleine Lücken, die Ranvier-Schnürringe. Die Myelinisierung einer Faser zusammen mit den Schnürringen ermöglichen, Impulse mit höchster Geschwindigkeit weiterzuleiten. Zerstörte Myelinscheiden im ZNS können zu Krankheiten wie der Multiplen Sklerose führen.

Am anderen Ende des Axons befinden sich die Endknöpfchen, oder Axonterminale, welche das Aktionspotenzial den nächsten Zellen weiterleiten. Synapsen (> *Abbildung 6, S. 31*) führen dies entweder elektrisch oder durch einen chemischen Prozess aus. Wenn bei einer chemischen Synapse das Aktionspotenzial beim Endknöpfchen, oder auch Präsynapse genannt, eintrifft, lösen sich Botenstoffe, die Neurotransmitter, aus kleinen Hohlräumen (Vesikel) und ergiessen sich in den Synaptischen Spalt. Sie wandeln damit das elektrische Signal in ein chemisches um. Bei der Postsynapse, zum Beispiel einem Dendriten einer anderen Zelle, docken die Neurotransmitter für kurze Zeit an den passenden Rezeptoren an. Damit lösen sie einen elektrischen Impuls Richtung Zellkörper der Empfängerzelle aus. Dieser Transfer von Informationen funktioniert nur in eine Richtung.

Neurotransmitter sind Biomoleküle, die im chemischen Aufbau Hormonen ähneln. Jedoch werden Hormone in Drüsen gebildet, zum Beispiel in der Schilddrüse oder der Hypophyse, und verteilen sich via Blutkreislauf im Körper. Hormone regulieren demnach die eher langsamen Prozesse, wie den Wasserhaushalt, den Blutdruck oder den Blutzuckerspiegel. Neurotransmitter hinge-

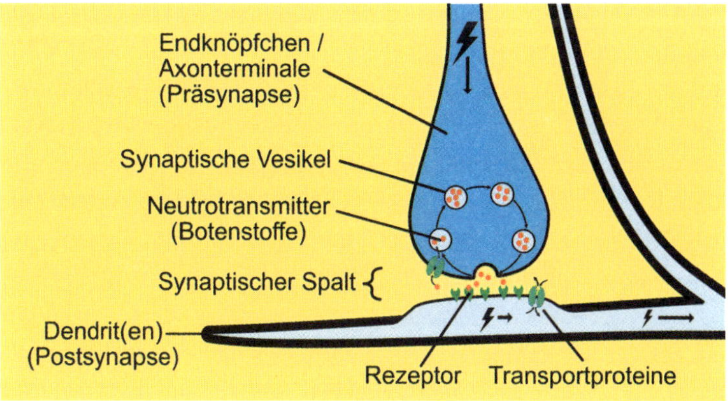

Abbildung 6:
Synapse
(Spielhoff, 2020)

gen übertragen Informationen schneller und bilden sich direkt in den Nervenzellen. Stoffe wie Adrenalin kommen sowohl als Hormon wie auch als Neurotransmitter vor. Freigesetztes Adrenalin setzt den Organismus bei Stress in Alarmbereitschaft. Bis jetzt wurden einige Dutzend verschiedene Neurotransmitter entdeckt. Einer der wichtigsten heisst Acetylcholin, das die Schnittstelle zwischen den motorischen Nerven und den Skelettmuskeln überwindet. Der vorherrschende Neurotransmitter im Gehirn für erregende Impulse ist Glutamat, am häufigsten für hemmende Impulse kommt Gamma-Aminobuttersäure, abgekürzt GABA vor. Viele Medikamente und Drogen greifen in diesen Prozess ein, Signale chemisch zu übertragen. Nebst der positiv wahrgenommenen Wirkung bergen sie jedoch auch Nebeneffekte sowie ein erhöhtes Sucht- und Abhängigkeitsrisiko.

Nur das einzelne Neuron betrachtend, erscheint der ganze Vorgang, ein Signal weiterzuleiten, recht überschaubar. Eine Zelle besitzt jedoch tausende von Synapsen, im Extremfall mehr als 100'000. Sie steht somit mit einer Unmenge anderer Zellen in direktem Kontakt. Neuronen können überdies hunderte Male pro

Sekunde «feuern», d. h. ein Aktionspotenzial weitergeben. Über den ganzen Körper verteilt vernetzen sich auf diese Weise Milliarden von Zellen miteinander. Bereits eine simple Tätigkeit, wie eine Tasse Tee zum Mund führen, involviert Millionen von Nervenzellen. Es bedarf einer Meisterleistung von Koordination und Teamwork, damit Informationen am richtigen Ort landen. Motoneuronen bewegen die Arm- und Handmuskeln. Gleichzeitig beliefern sensorische Neurone den Kopf ständig mit Informationen, zum Beispiel über Position der Hand oder Druck der Finger auf die Tasse. Damit eine fliessende Bewegung zustande kommt, muss das Gehirn die entsprechenden Muskeln zur richtigen Zeit anziehen bzw. entspannen.

Unsere Muskeln anzusteuern, erlernen wir schon im frühen Kindesalter. Lernen bedeutet auf zellulärer Ebene, synaptische Verbindungen aufzubauen und zu stärken. Bei Geburt existieren die meisten Nervenzellen im Gehirn bereits. Dieses gleicht aber noch eher einem Rohbau als einem fertigen Gebäude. Der Innenausbau und das Verlegen der Leitungswege dauern länger. Während der ersten drei Lebensjahre produziert der Körper viele Synapsen und bildet laufend neue Verknüpfungen. Wiederholte, erfolgreich übertragene Impulse stärken die Synapsen. Starke Schnittstellen leiten Reize leichter und zahlreicher weiter. Auf diese Weise «lernt» das Neuron, Wichtiges weiterzugeben, den Rest aber zu ignorieren. Mit der Zeit geschehen viele Bewegungen automatisch. Wir müssen uns beim Gehen nicht mehr darauf konzentrieren, bei jedem Schritt einen Fuss vor den anderen zu setzen, das Gewicht zu verlagern und die Balance zu halten. Bei Kleinkindern, die kriechen, stehen und schliesslich laufen lernen, lässt sich dieser Lernprozess gut verfolgen.

Im weiteren Verlauf der Kinder- und Jugendjahre verringert sich die Anzahl der Synapsen wieder. Wenig benutzte Wege entfernt der Körper und schafft damit Platz, Signale effizienter zu übertragen. Vor allem in der Pubertät entstehen grosse Baustellen im Gehirn. Oligodendrozyten (> *S. 30*) umwickeln immer mehr Axone und beschleunigen dadurch die Leitgeschwindigkeit. Ganz am Schluss dieses Prozesses wird der vorderste Teil des Frontallappens, der präfrontale Cortex, myelinisiert (> *Abbildung 7, S. 35*). Cortex stammt vom lateinischen Wort für «Rinde» und bezeichnet in der Medizin den äussersten Teil des Gehirns. Der präfrontale Cortex steuert Funktionen wie Antizipation von Handlungskonsequenzen oder vernünftiges Handeln und reift erst mit rund 25 Jahren vollständig aus. Der allgemein bekannte jugendliche Leichtsinn kommt also nicht von ungefähr. Das kann, aus Sicht der Eltern, ungewöhnliche Verhaltensweisen ihrer Töchter und Söhne erklären.

Das Gehirn bleibt grundsätzlich bis ins hohe Alter lernfähig. Ein aktiver Geist kann immer Neues dazulernen, sprich Synapsen neu vernetzen und sich Veränderungen anpassen. Neurologen sprechen in dieser Hinsicht von Plastizität. Man muss es aber wollen und es ist mit Aufwand verbunden. Auf der anderen Seite baut sich Nichtgenutztes automatisch ab. Es gilt hier das «use it or lose it»-Prinzip[3]. Ein möglichst vielfältiges körperliches und geistiges Training fördert die Plastizität, während Gegenteiliges Körper und Geist verkümmern lässt. Dies gilt nicht nur im Alter, sondern das ganze Leben lang.

Vom Gehirn zum Muskel

«Grosshirn an Faust: ballen![4]»

So stellte der deutsche Komödiant Otto Waalkes in einer Bühnenshow von 1975 den Funkverkehr zwischen Gehirn und Organen dar. Tatsächlich gehen Impulse, die Muskeln zu bewegen, grösstenteils vom primären motorischen Cortex aus. Dieser liegt in beiden Hirnhälften jeweils an der Grosshirnrinde neben der Zentralfurche (> *Abbildung 7, S. 35*). Allerdings kommt von hier

3 Hoffmann, 2019

4 Waalkes, 1975

aus nur der Startschuss. Daran angrenzende Regionen, wie beispielsweise der prämotorische und der supplementär-motorische Cortex, planen komplexere Bewegungen. Erst nachdem das Vorhaben feststeht, übernimmt der primäre Motorcortex. Das Kleinhirn überwacht, kontrolliert und korrigiert allenfalls, je nach Lage der Körperteile oder Gelenkstellung.

Der kanadische Neurochirurg Wilder Penfield (1891–1976) erstellte anhand seiner Untersuchungen eine Karte vom primären motorischen Cortex. Sie zeigt, welcher Bereich welches Körperteil kontrolliert (> *Abbildung 8, S. 35*). Zeichnet man die entsprechenden Körperteile darüber, ergibt sich ein verzerrtes Bild eines Männchens, ein sogenannter Homunculus (lateinisch für «kleiner Mensch»). Dabei fällt auf, dass Handmuskeln und Bereiche wie Lippen, Kiefer und Zunge überproportional viel Platz beanspruchen. Der Bedarf an Feinmotorik spielt hier eine entscheidende Rolle. Sowohl das Sprechen wie auch das Arbeiten mit den Händen erfordern hohe feinmotorische Kompetenzen. Das widerspiegelt sich im primären motorischen Cortex. Die einzelnen Bereiche sind jedoch nicht derart klar abgegrenzt, wie in Penfields Schema dargestellt. Inzwischen weiss man, dass sich die aktiven Hirnareale jeweils überlappen. Vor allem gehen Forschende davon aus, dass nicht einzelne Muskeln, sondern eher Bewegungskategorien im primären Motorcortex repräsentiert werden. Regelmässiges Üben eines Ablaufs vergrössert den dafür zuständigen Bereich. Eine Tennisspielerin «verinnerlicht» andere Bewegungsmuster als eine Pflegefachfrau oder eine Pianistin. Der Motorcortex passt sich also den Erfordernissen an, verändert sich bei Bedarf und unterscheidet sich daher von Mensch zu Mensch. Noch immer gibt es aber viele unerforschte Vorgänge.

Am primären Motorcortex an der Grosshirnrinde beginnt die grösste absteigende Nervenbahn, genannt Tractus corticospinalis oder auch Pyramidenbahn (> Abbildung 9, *S. 37*). Die langen Axone dieser Nervenzellen bündeln sich zu regelrechten Auto-

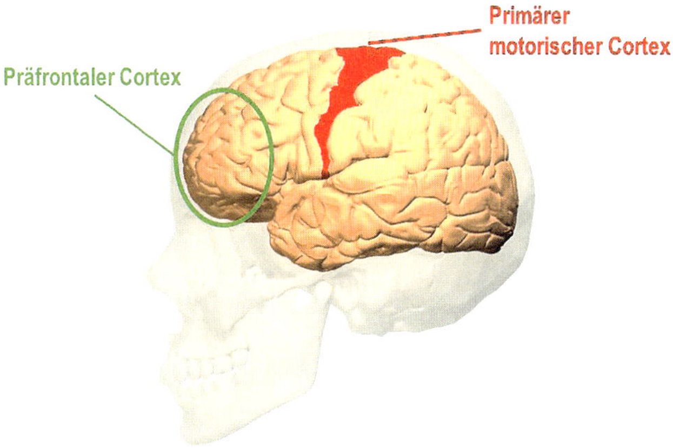

Abbildung 7:
Präfrontaler und Primärer
motorischer Cortex
(BodyParts3D, 2011)

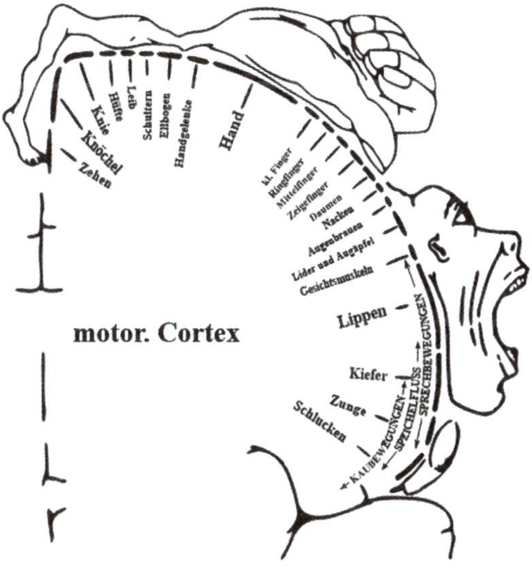

Abbildung 8:
Motorcortex
(Ayacop, 2005)

bahnen und ermöglichen, Informationen in Hochgeschwindigkeit zu übertragen. Dank der Pyramidenbahn sind wir in der Lage, einzelne Finger schnell und genau zu bewegen. Sie durchläuft zunächst die innere Kapsel. In dieser Zone häufen sich verschiedene Nervenbahnen, die tiefe Gebiete im Gehirn mit der Hirnrinde verbinden. Schädigungen, Läsionen genannt, der inneren Kapsel lösen oft verschiedene neurologische Störungen mit schweren Symptomen aus.

Beide Stränge des Tractus corticospinalis ziehen von der jeweils linken und rechten Hirnhälfte in die Mitte und verlaufen ein Stück weit parallel. Dieser unterste Teil des Gehirns heisst lateinisch «Medulla oblongata» oder zu Deutsch: verlängertes Rückenmark. Dort weisen die Nervenstränge einen dreieckigen Querschnitt auf, was der Pyramidenbahn ihren Namen gibt. Am unteren Ende kreuzen ca. 70–90 % der Fasern auf die Gegenseite. Sie erstrecken sich seitlich im Rückenmark weiter als Tractus corticospinalis lateralis. Der Rest bildet den Tractus corticospinalis anterior, der zunächst gerade verläuft. Erst auf Höhe des jeweiligen Wirbelsegments, wo die Spinalnerven (> *S. 23*) austreten, wechseln diese Stränge die Seite. Dort endet die Pyramidenbahn. Durch das Kreuzen kontrollieren die beiden Gehirnhälften jeweils die Muskeln der gegenseitigen Körperhälfte. Entsprechend wirken sich auch die Lähmungen aus bei Schlaganfällen.

Der Querschnitt des Rückenmarks zeigt einen dunkleren, schmetterlingsförmigen Bereich im Zentrum (> *Abbildung 10, S. 37*). Wegen seiner gräulichen Farbe unter dem Mikroskop heisst er «graue Substanz» und besteht hauptsächlich aus Zellkörpern (Soma). Die umliegende «weisse Substanz» dagegen enthält mehrheitlich Axone, die aufgrund der Myelinschicht weiss erscheinen (> *Abbildung 5, S. 29*). Auch die innere Kapsel (> *S. 36*) besteht aus weisser Substanz aufgrund der vielen Nervenfasern, die sie durchlaufen.

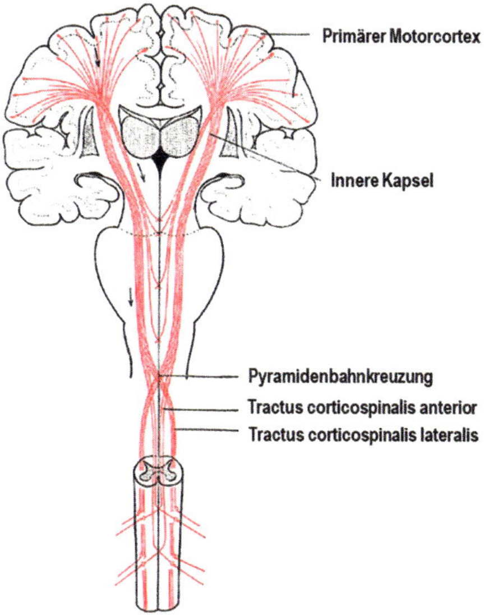

Abbildung 9:
Pyramidenbahn
(Gray 1858)

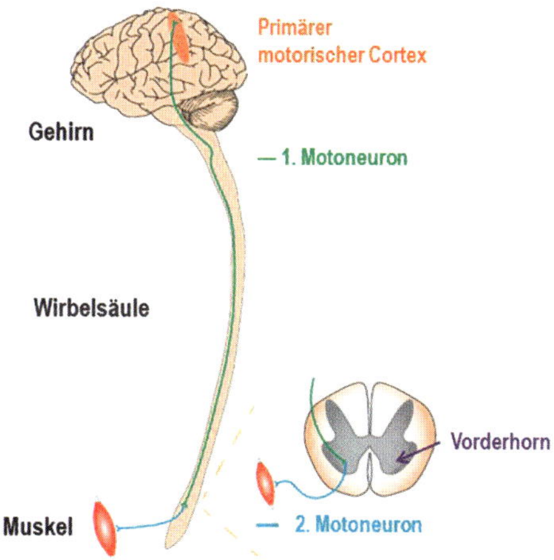

Abbildung 10:
1. und 2. Motoneuron
(Rcchang16, 2018)

Im Vorderhorn des Rückenmarks befinden sich sogenannte Alpha-Motoneuronen, die als Umschaltstelle dienen. Ihre Zellkörper gehören zum ZNS, während ihre Fasern Teil des PNS sind und bis zu den Skelettmuskeln reichen.

Die motorischen Nerven vom Gehirn bis zu den Vorderhornzellen umfassen das «erste Motoneuron», in Englisch: upper motor neuron oder UMN. Aus dem Rückenmark austretende und zu den Muskeln verlaufende Bahnen gehören zum «zweiten Motoneuron», in Englisch: lower motor neuron oder LMN. Diese Gliederung ist relevant, wenn es darum geht, Ursachen von Störungen einzugrenzen. Man kann sich das erste Motoneuron wie als Reiterin auf einem Pferd, dem zweiten Motoneuron, vorstellen. Verletzt sich das Pferd, fehlt die Kraft zu rennen. Es resultiert eine schlaffe Lähmung, auch periphere Parese genannt. Fehlt jedoch die Reiterin, zügelt niemand mehr das Pferd. So treten spastische Lähmungen, verkrampfte Muskeln und gesteigerte Reflexe (> *Reflexe, S. 40*) auf, dies nennt man dann eine zentrale Parese.

Der letzte Abschnitt verläuft den peripheren Nerven entlang zur motorischen Endplatte, einer chemischen Synapse als Schnittstelle zum Skelettmuskel (> *Abbildung 11, S. 39*). Eine einzelne Nervenfaser steuert generell mehrere Muskelfasern an. Zusammen bilden sie eine «motorische Einheit». Die Anzahl gleichzeitig aktivierter Muskelfasern variiert stark von einigen wenigen bis über 1000. Kleine motorische Einheiten bedeuten ein hohes Mass an Feinmotorik, da die entsprechenden Muskeln besser und individueller kontrolliert werden können. Beispielsweise kommt es bei den Augenmuskeln nicht auf Kraft, sondern auf Feinheiten der Bewegung an. Es finden sich dort kleine motorische Einheiten von unter 100 Muskelfasern. Im Gegensatz dazu gehören die motorischen Einheiten am Oberschenkelmuskel (Musculus Quadriceps femoris) zu den grössten und erlauben, viel Kraft zu generieren. Je nach Bedarf aktiviert der Körper mehr oder weniger motorische Einheiten.

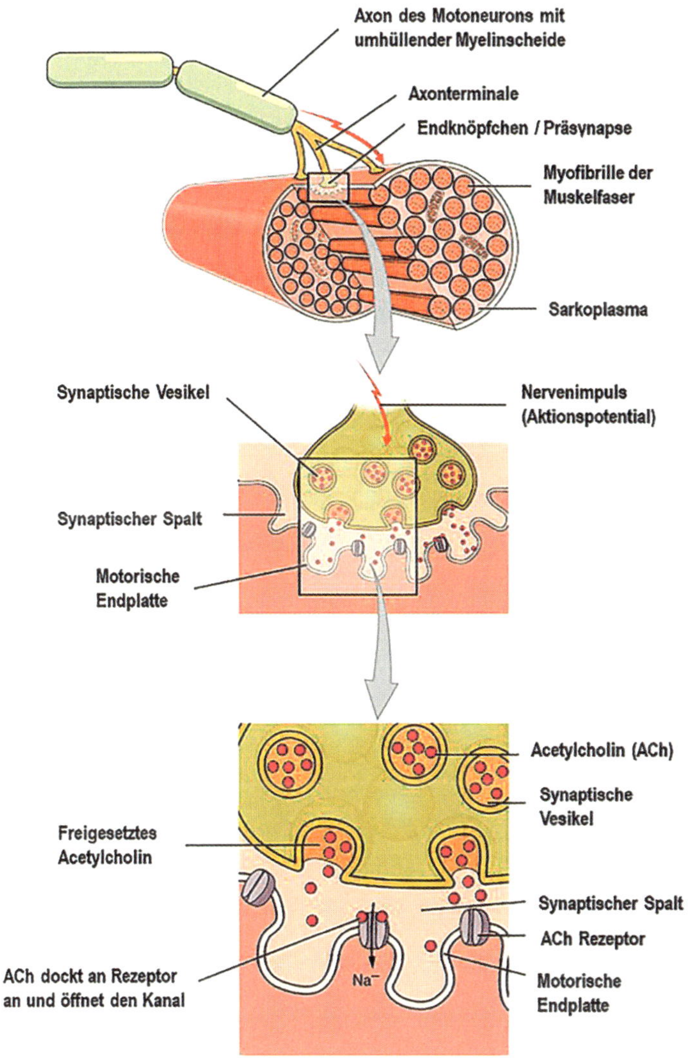

Abbildung 11:
Synapse motorische Endplatte
(OpenStax, 1999–2023)

Wenn ein Aktionspotenzial an der Präsynapse eintrifft, setzt es den Neurotransmitter Acetylcholin (ACh) frei. Er entleert sich in den Synaptischen Spalt und dockt an den entsprechenden Rezeptoren auf der Gegenseite an. Für kurze Zeit öffnen sich kleine Kanäle und elektrisch positiv geladenes Natrium (Na) strömt ins negativ geladene Innere der Muskelzelle. Diese kurzfristig veränderte elektrische Spannung löst ein Zusammenziehen (Kontraktion) der Myofibrillen aus, also die angestrebte Bewegung. Die Myofibrillen liegen eingebettet in einer Zellflüssigkeit, dem Sarkoplasma.

Der gesamte Vorgang, Muskeln zu bewegen, erfordert perfekte Koordination und «Teamwork». Hier leistet das Kleinhirn als Kontrollorgan die Hauptarbeit. Es muss die Körperbalance halten und Blockaden oder Verkrampfungen vermeiden. Unser Kopf plant und führt die Bewegungen pausenlos aus, den ganzen Tag, bei allen bewussten oder unbewussten Aktionen. Damit aber nicht genug. Wir schaffen es locker, während dem Laufen noch das Smartphone zu bedienen, Musik zu hören und gleichzeitig die Aktivitäten vom kommenden Wochenende zu planen. Das Gehirn vermag es meist problemlos, verschiedene automatisierte Vorgänge gleichzeitig auszuführen.

Jedoch entspringt nicht die ganze Motorik im Kopf. Hin und wieder muss es dermassen schnell gehen, dass er mal kurz übergangen wird. Manche Reaktionen sind auch ohne Gehirn möglich, wie folgender Abschnitt zeigt.

Reflexe

Angeregt durch einen bestimmten Reiz lösen Reflexe stets unwillkürlich die gleichen Reaktionen aus. Vielfach dienen sie dazu, den Körper zu schützen oder sie ermöglichen, Nahrung aufzunehmen. Dazu gehört beispielsweise der Schluckreflex oder der Saugreflex bei Säuglingen. Während einer neurologischen Untersuchung misst die Ärztin zahlreiche Reflexe. Sie vergleicht

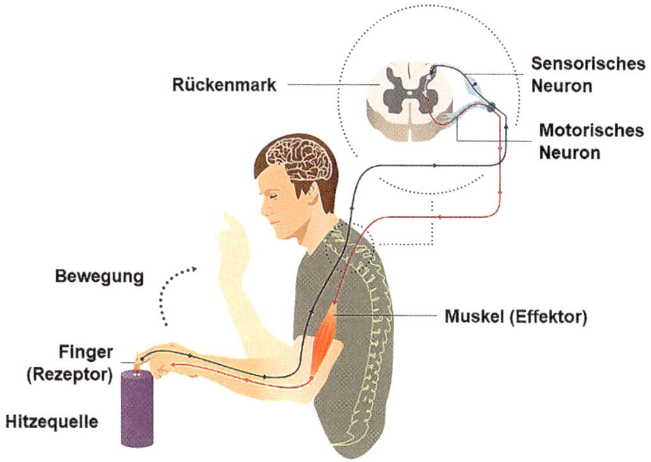

Abbildung12:
Reflex
(Aguayo, 2014)

dabei deren Stärke an verschiedenen Körperregionen und erhält dadurch Hinweise auf den Zustand des Nervensystems.

Krankhafte Veränderungen sind zum Beispiel:
- Gesteigerte Intensität eines Reflexes
  - einer Hyperreflexie
- Verminderte Intensität eines Reflexes
  - einer Hyporeflexie
- Vollständiges Fehlen eines oder mehrerer Reflexe
  - eine Areflexie

Meist nimmt ein Sinnesorgan, in der Fachwelt Rezeptor genannt, einen Reiz auf. Durch ein sensorisches Neuron rast der Impuls ins Rückenmark und von dort weiter ins Gehirn. Gleichzeitig stimuliert er im Rückenmark durch ein zwischengeschaltetes Neuron, einem Interneuron, eine motorische Bahn. Diese aktiviert das Zielorgan, den Effektor und löst dort eine Reaktion aus (> *Abbildung 12, S. 41*).

Die Abfolge Rezeptor – afferente Bahn – Umschaltstelle – efferente Bahn – Effektor heisst Reflexbogen. Im Modell (> *Abbildung 12, S. 41*) zieht sich die Hand von der Hitzequelle nahezu gleichzeitig zurück, wie das Signal im Gehirn eintrifft. Damit gewinnt der Körper wertvolle Zeit und verhindert schwerere Verbrennungen. Zum Zeitpunkt, wenn der Kopf den Schmerz bewusst wahrnimmt, ist die Hand bereits zurückgezogen.

Viele Reflexe sind angeboren und können daher weder trainiert und verbessert noch verlernt werden. Sie erfolgen im gesunden Menschen stets gleich und immer wieder. Es spielt dabei keine Rolle, ob jemand sich schon länger nicht mehr verbrannt hat oder ständig mit heissen Gegenständen arbeitet.

Einer der bekanntesten Reflexe, welcher die Ärztin kontrolliert, heisst Kniesehnen- oder Patellarsehnenreflex (PSR). Dabei versetzt sie mit einem kleinen Hammer der Sehne unterhalb der Kniescheibe einen kleinen Schlag. Als Reaktion schnellt der Unterschenkel leicht nach vorne. Dieser Reflex schützt beispielsweise, wenn wir von einer höheren Ebene auf den Boden springen. Die automatische Kontraktion des Oberschenkelmuskels federt das Körpergewicht ab und schützt dadurch vor Verletzungen. Beim PSR als Eigenreflex sind Rezeptor und Effektor das gleiche Organ, in diesem Fall der Quadrizeps, der Musculus Quadriceps femoris.

Bei Fremdreflexen dagegen löst der Reiz eine Reaktion in einem anderen Organ aus. Irritiert Wind oder Staub die Hornhaut im Auge, schliessen sich durch den Lidschlussreflex automatisch beide Augenlider. Ein Hustenreflex beim Verschlucken verhindert, dass Fremdkörper in die Lunge geraten und dort Schaden anrichten. Verdorbene Lebensmittel lösen einen Würgereflex aus, um vor potenziell giftiger Nahrung zu schützen.

Nebst all den angeborenen Reflexen eignen wir uns im Laufe unseres Lebens noch weitere reflexartige Reaktionen an. In diese Kategorie fällt der fast automatische Tritt auf das Bremspedal im

Auto bei plötzlichem Auftreten eines Hindernisses. Solche Aktionen zählen aber eher zu den verinnerlichten Bewegungsmustern, wie auf > *S. 34* beschrieben. Im Gegensatz zu den angeborenen Reflexen können wir diese durchaus trainieren und verbessern, bei längerem Nichtbenutzen aber auch wieder verlernen.

All das funktioniert aber nur in einem gesunden und intakten Nervensystem. Kleinere Ausfälle steckt der Körper vielleicht noch weg und kompensiert sie anderweitig. Was aber, wenn die Signale nicht mehr ankommen, die Faust sich nicht mehr ballen will oder es nicht mehr kann? Der folgende Abschnitt beleuchtet einige neuromuskuläre Erkrankungen.

Neuromuskuläre Erkrankungen

Allgemeines

Neuromuskulär bedeutet «die Nerven und Muskeln betreffend». Es geht um Muskelerkrankungen durch falsche oder fehlende Signale der Nerven. Weltweit sind nahezu 800 verschiedene Formen bekannt und teilweise in Gruppen zusammengefasst. Im Gegensatz zu den sogenannten Zivilisationskrankheiten, wie Übergewicht oder Herz-Kreislauf-Erkrankungen, kommen neuromuskuläre Leiden weit spärlicher vor. Viele gelten als seltene Krankheiten, beeinträchtigen aber die Gesundheit massiv und verkürzen die Lebensdauer teils erheblich. Sie treten sowohl im Kindesalter wie auch als Erwachsener auf. Bis anhin sind sie in der Regel unheilbar.

Therapien zielen hauptsächlich darauf ab, Symptome zu lindern und die Lebensqualität so gut wie möglich zu erhalten. Dazu zählen Massnahmen in Ergotherapie, Logopädie, Reha, Physiotherapie und palliativer Betreuung. Professionelle Hilfe bieten Muskelzentren an verschiedenen Orten in der Schweiz an. Diese bemühen sich, Menschen, die an Muskelerkrankungen leiden, nach Erhalt der Diagnose individuell und optimal beizustehen (> *Diagnose muskelkrank. Was nun? S. 141*).

Symptome und Diagnose

Als Hauptsymptom bei neuromuskulären Störungen sticht eine Muskelschwäche oder das schnelle Ermüden des Muskels hervor. Dabei liegt die Ursache entweder im Muskel selbst oder in den zuleitenden Nerven. Genaues Beobachten hilft, die Diagnose einzugrenzen.

- Dauert die Schwäche permanent an oder gibt es beschwerdefreie Phasen dazwischen?
- Treten die Symptome akut und stark auf oder verläuft die Krankheit eher langsam fortschreitend?
- Handelt es sich nur um einzelne Muskelgruppen oder ermüdet der ganze Körper?
- Liegen diese Muskeln eher proximal (rumpfnah) oder distal (rumpffern)?

Die Antworten auf solche und ähnliche Fragen tragen dazu bei, die korrekte Diagnose zu finden. Weitere Symptome, die auf neuromuskuläre Erkrankungen hindeuten sind:

- Reduzierte Muskelmasse und daraus resultierend ein Gewichtsverlust
- Sprech- und Schluckprobleme, schlaffe bulbäre Muskulatur im Zungen-, Schlund- und Kehlkopfbereich
- Müdigkeit, Erschöpfung und Atemnot, Dyspnoe durch eine geschwächte Atemmuskulatur
- Muskelschmerzen und -krämpfe, unwillkürliche Muskelzuckungen, Spastiken
- Gestörte Sensibilität

Neuromuskuläre Erkrankungen zu erkennen und richtig zu diagnostizieren, ist aufwendig und anspruchsvoll. Viele Krankheitsbilder ähneln sich, haben jedoch unterschiedliche Ursachen. Es dauert mitunter Monate oder Jahre, bis Klarheit vorliegt. Das rührt vor allem auch daher, dass anfänglich noch nicht alle Symptome auftreten. Erst im Verlaufe der Zeit vervollständigt sich das gesamte Bild. Diese ungewisse Phase belastet.

Zu Beginn der Spurensuche erfolgt eine ausführliche Anamnese, d.h. eine Bestandsaufnahme des Gesundheitszustandes. Dazu gehören Fragen zu Krankheiten in der Verwandtschaft. Allenfalls ergeben sich dadurch Hinweise auf mögliche Erbkrankheiten.

Ein Mittel, elektrische Eigenschaften des Muskels zu messen, heisst Elektromyographie (EMG). Dabei führt die Ärztin kleine Nadelelektroden in den Muskel ein, was unangenehm sein kann. Beim schmerzfreien Oberflächen-EMG dagegen klebt sie Elektroden auf die Haut über den Muskel. Der Befund, das Elektromyogramm zeigt den Zustand des Muskels auf und versucht unter anderem folgende Fragen zu beantworten:

- Wie arbeitet der Muskel? Zeigt er einen schwachen Tonus, eine Muskelhypotonie? Ermüdet er schnell? Treten schlaffe Lähmungen auf? Gibt es Anzeichen eines geschädigten zweiten Motoneurons?
- Kann sich der Muskel im Ruhezustand entspannen? Besteht ein erhöhter Tonus, eine Muskelhypertonie mit begleitenden Krämpfen oder einer Spastik? Könnte das erste Motoneuron geschwächt sein?

Ausserdem gehört eine Elektroneurographie (ENG) zum Programm. Der Neurologe bringt an verschiedenen Stellen am Körper Elektroden an, um die Nervenleitgeschwindigkeit zu messen. Er ermittelt damit, wie effizient die Nerven Reize weiterleiten. Eine motorische Bahn untersucht er, indem er den Nerv an verschiedenen Stellen elektrisch stimuliert und die Reaktion des betreffenden Muskels misst. Um eine sensorische Bahn zu prüfen, reizt er den Nerv an einer Stelle und misst die Summe der Aktionspotenziale (> *S. 28*) an einem anderen Punkt. Die Stromstärke ist zwar gering und ungefährlich, jedoch deutlich spürbar.

Eher strapaziös sind Messungen mittels elektromagnetischer Impulse. Motorisch evozierte Potenziale (MEP) vermessen motorische Bahnen zwischen Gehirn und Muskeln. Eine am Kopf befestigte Spule löst Muskelzuckungen an Arm und Bein aus, welche von Elektroden registriert werden. Die daraus gewonnenen Informationen über Leitfähigkeit und Leitgeschwindigkeit wertet ein Computer aus.

Angenehmer als Stromstösse durch den Körper sind bildgebende Verfahren. Magnetresonanztomographien (MRT) und Sonografien (Ultraschall) tragen ihren Teil zur Diagnose bei. Weiter gehören auch Labortests dazu, wie die Kontrolle des Enzyms Kreatinkinase (CK) im Blut. Enzyme sind Proteine, die als Katalysatoren wirken. Sie beschleunigen natürliche chemische Reaktionen, wie zum Beispiel Prozesse im Stoffwechsel. Ein erhöhter CK-Wert weist auf eine Muskelschädigung hin. Häufig ordnen Ärzte auch eine Muskelbiopsie an, die Entnahme einer Gewebeprobe, um sie unter dem Mikroskop zu untersuchen. Eine Probe der Liquor-Flüssigkeit (> S. 23) sowie molekulargenetische Analysen können auch noch dazugehören. Genmutationen (> S. 52) spielen bei neuromuskulären Erkrankungen zunehmend eine Rolle.

Klassifizierungen

Klassifiziert werden die Krankheiten nach dem Ort der Störung innerhalb einer motorischen Einheit. (> *S. 38*)

Ort der Störung	**Beispiele von Krankheiten**
Erkrankte Zellkörper (Erstes Motoneuron im Cortex, Hirnstamm und Vorderhornzellen im Rückenmark)	– Amyotrophe Lateralsklerose (ALS) – Spinale Muskelatrophie (SMA) – Poliomyelitis
Geschädigte Axone peripherer Nerven (Neuropathien)	– Charcot-Marie-Tooth-Krankheiten (CMT) bzw. Hereditär-motorisch-sensorische Neuropathien (HMSN)
Schädigungen beim Übergang Nerv zu Muskel (Endplattenerkrankungen)	– Myasthenia gravis – Lambert-Eaton Syndrom
Muskelschäden (Myopathien)	– Muskeldystrophien – Myositis

Zusammenstellung nach Sieb & Schrank, 2009

In obigem Überblick fehlt bewusst die Multiple Sklerose, deren Abkürzung MS der Volksmund oft mit Muskelschwund verwechselt. MS greift jedoch die Myelinscheiden der Axone im Zentralnervensystem an und beschreibt daher eine andere Krankheit. Die entstehenden Entzündungen erschweren es, Reize weiterzuleiten. Dies schwächt oder lähmt die Muskulatur, ähnlich wie bei Muskelkrankheiten. MS beeinträchtigt jedoch immer nur das erste Motoneuron, nie das zweite. Da die Entzündungen auf- und abklingen, verläuft die Krankheit in Schüben und nicht gleichmässig fortschreitend. Zudem sind nebst den motorischen Bahnen auch sensorische und assoziative, sprich verbindende Bahnen tangiert.

Die verschiedenen Orte der Störungen widerspiegeln sich in den Krankheitsnamen. Da gibt es zum Beispiel Muskeldystrophien und Muskelatrophien. Aus dem Griechischen bzw. Altgriechischen übersetzt bedeutet der Wortteil «dys» so viel wie «schlecht» oder «falsch». Das Teilstück «trophe» heisst «ernähren» oder «wachsen». Bei einer Muskeldystrophie funktioniert somit der Zellstoffwechsel im Muskel selbst nicht. Die Zellen sterben ab durch eine Fehlfunktion im Muskel. Bei der Atrophie hingegen bezeichnet die Vorsilbe «A» einen Negationspräfix. Atroph heisst demnach «nicht ernährt». Die Fehlfunktion liegt hier ausserhalb des Muskels in den zuleitenden Nerven. Umgemünzt auf ein defektes Tram würde das bedeuten, dass bei einer Dystrophie der Schaden beim Gefährt liegt und bei einer Atrophie die Fahrleitung gestört ist. Da das Resultat sich aber in beiden Fällen mehrheitlich gleicht, der Muskel verkümmert, verwechselt man Atrophien und Dystrophien ab und zu gerne.

Der Wortteil «-pathie» oder das Adjektiv «pathologisch» bedeutet in der Medizin eine krankhafte Veränderung. Myopathien kennzeichnen Krankheiten des Muskels, von griechisch «mys»: Muskel. Bei der Neuropathie erkrankt ein einzelner Nerv und bei der Polyneuropathie demnach mehrere Nerven. Das griechische «mys» findet sich auch bei der Myasthenie wieder, der krankhaften Signalübertragung von Nerv auf Muskel. Die Myositis entspricht einem entzündeten Muskel und die Myotonie schliesslich beeinträchtigt den Muskel, zu entspannen.

Wie aber entstehen all diese Krankheiten? Die möglichen Ursachen präsentieren sich äusserst vielfältig:

- Stoffwechselstörungen, d. h. Zellen können Nährstoffe nicht mehr richtig verwerten.

- Fehlgebildete Proteine (Eiweisse) schädigen Neuronen oder bringen sie zum Absterben.
- Defekte Mitochondrien (> *Abbildung 5, S. 29*) erzeugen die notwendige Energie nicht mehr.
- Krankheitserreger, Gifte oder Strahlung legen die Zelle lahm.
- Entzündungen und Autoimmunkrankheiten, bei dem sich ein fehlgesteuertes Immunsystem gegen körpereigene Strukturen richtet.

Einige Erkrankungen übertragen sich durch die Erbsubstanz auf das Kind. Ein Fehler, der schon bei Geburt vorliegt, heisst kongenital. Es kann aber durchaus sein, dass sich die Krankheit erst im Erwachsenenalter bemerkbar macht. Das nächste Kapitel zeigt in Grundzügen auf, wie Nachkommen Krankheiten erben.

Genetik

Die meisten Zellen in unserem Körper enthalten im Zellkern die gesamte Erbsubstanz. Diese besteht aus 23 Chromosomenpaaren, also total 46 Chromosomen. Ausnahmen bilden die Keimzellen. Sowohl die Eizellen der Frau wie auch die Samenzellen des Mannes enthalten nur je einmal die 23 Chromosomen. Wenn diese bei der Zeugung verschmelzen, entsteht eine neue Zelle mit wieder den gesamten 23 Chromosomenpaaren. Bei jedem Paar stammt somit das eine Chromosom von der Mutter, das andere vom Vater. Von den 23 Chromosomenpaaren sind 22 geschlechtsunabhängig, d. h. bei Mann und Frau gleich und heissen Autosomen. Das 23. Paar sind die Gonosomen und verkörpern die Geschlechtschromosomen. Sie bestehen bei der Frau aus zwei X-Chromosomen, beim Mann aus einem X- und einem Y-Chromosom. Die > *Abbildung 13 (S. 51)* zeigt einen vollständigen Chromosomensatz.

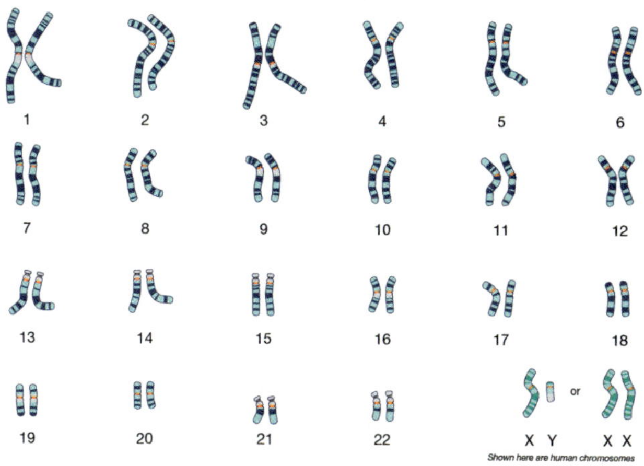

Abbildung 13:
Chromosomensatz
(Dutra, 2023)

Die Chromosomen enthalten die DNA, englisch für deoxyribonucleic acid oder zu Deutsch DNS, Desoxyribonukleinsäure. Dieses grosse Molekül hat die geometrische Form einer Doppelhelix, eine Art gestreckte und gewundene Leiter. Sie enthält alle Informationen für den Aufbau und die Funktion des Lebewesens. Kleinste Abschnitte oder Segmente der DNA heissen Gene. In ihnen steckt der Bauplan für die Bildung von beispielsweise einzelnen Proteinen, die der Körper zum Leben braucht. Über die Anzahl Gene, die der Mensch enthält, gehen die Schätzungen auseinander. Sie liegen generell bei etwas über 20 000.

Da jedes Chromosom doppelt vorhanden ist und entweder vom Vater oder der Mutter stammt, sind es auch die Gene. Ausnahmen bilden die Gene auf den Geschlechtschromosomen des Mannes, die aus einem X- und einem Y-Chromosom bestehen. Dort kommt jedes Gen nur einmal vor. Die beiden Versionen eines Gens, die sich entsprechen, heissen Allele. Beide Allele codieren zwar für das gleiche Protein, können aber im Bauplan unterschiedlich sein. Ein Kind kann von der Mutter das Gen zur Bildung von braunen Augen bekommen und vom Vater das entsprechende Gen für blaue Augen. Diese zwei verschiedenen Allele nennt man heterozygot oder mischerbig. Zwei identische Allele, die den exakt gleichen Bauplan aufweisen, heissen homozygot oder reinerbig.

Aber welche Augenfarbe bekommt nun das Kind? Nehmen wir an, wir sprechen von einem Jungen namens Ben. Die Regeln der Vererbungslehre (Genetik) gehen auf den Mönch und Lehrer Gregor Mendel zurück, der im Jahr 1866 seine Studien über Kreuzungsexperimente mit Erbsen publizierte. Die daraus gewonnenen Erkenntnisse zeigen, dass ein Allel seiner entsprechenden Kopie gegenüber entweder dominant oder rezessiv auftritt. In obigem Beispiel zeigt sich das Braune-Augen-Gen dominant, oder vorherrschend gegenüber dem rezessiven, oder zurückweichenden, Blaue-Augen-Gen. Ben bekommt somit braune Augen. Er trägt zwar beide Gene in sich, jedoch tritt das Blaue-Augen-Gen äusserlich nicht hervor. Angenommen Ben wird später selbst Vater und seine Frau weist die gleiche Erbanlage auf mit einem Braune-Augen-Gen und einem Blaue-Augen-Gen. Die Frau besitzt somit sicher auch braune Augen. Möglicherweise erbt das Kind dieser zweien aber von beiden Elternteilen das Blaue-Augen-Gen. Es wird, zum Erstaunen aller, blaue Augen aufweisen. Die statistische Wahrscheinlichkeit dazu beträgt 25 %. Vererbungen können demzufolge eine oder mehrere Generationen überspringen. In solchen Situationen sind Grundkenntnisse in Genetik von Vorteil, damit es nicht zu voreiligen Vaterschaftsklagen kommt.

Ein Kind erbt aber nicht nur die Augenfarbe. Auch eine Reihe von Krankheiten übertragen sich durch das gleiche Muster auf die Nachkommen. Der Auslöser könnte eine Genmutation sein, ein veränderter Bauplan innerhalb eines Gens. Genmutationen kommen verhältnismässig häufig vor, sei es durch eine fehlerhafte Zellteilung oder durch Umwelteinflüsse wie Strahlen oder Gifte. Sie müssen aber nicht unbedingt zum Vorschein kommen.

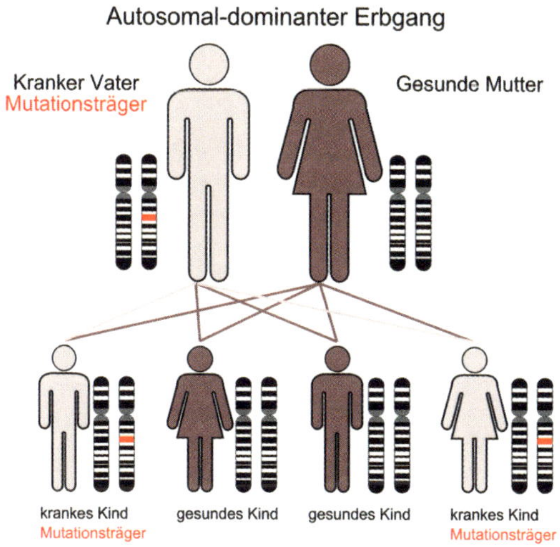

Abbildung 14:
Autosomal-dominanter Erbgang
(Kübelbeck, 2008)

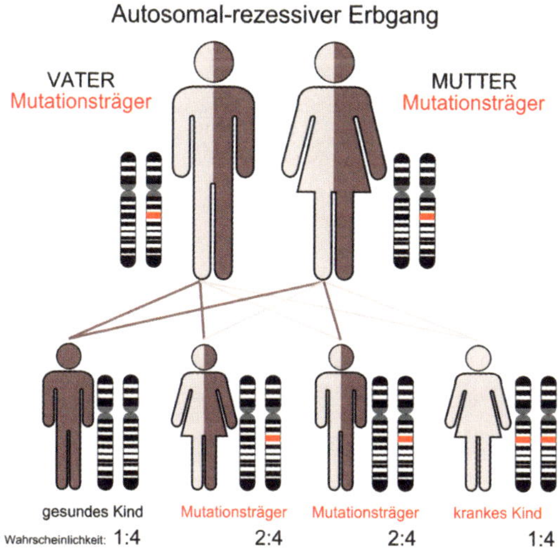

Abbildung15:
Autosomal-rezessiver-Erbgang
(Kübelbeck, 2008)

Oft bleiben sie unbemerkt. Für die Evolution ist es sogar wichtig, dass sich Gene verändern. Auf diese Weise passt sich der Körper den veränderten Lebensbedingungen an. Im Krankheitsfall bildet ein Gen aber nicht mehr das richtige, sondern ein potenziell schädliches und krankmachendes Protein.

Es kommen hauptsächlich drei verschiedene Vererbungsformen vor. Beim autosomal-dominanten Erbgang (> *Abbildung 14, S. 53*) erkrankt ein Elternteil und das mutierte Gen liegt auf einem Autosom. Es ist somit unabhängig vom Geschlecht und zudem dominant gegenüber seinem gesunden Allel. Gibt die Person dieses mutierte und dominante Allel weiter, besteht das Risiko, dass die Krankheit beim Kind ausbricht. Die Chance, dass ein oder mehrere direkte Nachkommen die Mutation in sich tragen, steht für jedes Kind bei 50 %. Erbt ein Kind das gesunde Allel, stoppt die Krankheitskette. Alle weiteren Nachkommen auf dieser Linie erben die Krankheit nicht. Es kann allerdings auch bei diesen immer zu spontanen Genmutationen kommen. Beispiele von autosomal-dominant vererbten Krankheiten sind einige Formen der spinalen Muskelatrophie (SMA) und der familiären amyotrophen Lateralsklerose (FALS).

Beim autosomal-rezessiven Erbgang (> *Abbildung 15, S. 53*) liegt das veränderte Gen ebenfalls auf einem Autosom, ist also auch geschlechtsunabhängig. Da es sich aber um ein rezessives Allel handelt, merkt die Trägerin in aller Regel nichts von der Krankheit und fühlt sich gesund. Das dominante, unveränderte Allel übernimmt die richtige Funktion. Die Krankheit kann beim Kind nur ausbrechen, wenn sowohl Vater wie Mutter das mutierte Gen in sich tragen und beide dieses Gen auch weitergeben. Statistisch liegt die Wahrscheinlichkeit, dass dies passiert, für jedes Kind bei 25 % (wie beim Modell der blauen Augen). Das heisst aber auch, dass ein oder mehrere Nachkommen das mutierte Gen nur in sich tragen können, ohne dass dies für sie direkte Folgen hat. So vererben sie die Krankheit oft unwissend der nachfolgenden Generation weiter. Beispiele von autosomal-rezessiv vererbten Krankheiten sind die Friedreich-Ataxie und einige Formen der spinalen Muskelatrophie (SMA).

Die dritte Vererbungsform heisst X-chromosomaler Erbgang. Hier liegt die Genmutation nicht auf einem Autosom, sondern auf dem X-Chromosom. Da Frauen zwei X-Chromosomen besitzen, besteht häufig noch ein gesundes Allel, das die Funktion übernehmen kann. Frauen erkranken daher weniger zahlreich und weniger stark. Sie tragen allerdings die Mutation in sich und vererben das kranke Allel mit einer Wahrscheinlichkeit von 50 % ihren Kindern. Männer hingegen besitzen kein zweites X-Chromosom zum Ausgleich, sondern ein Y-Chromosom. Daher trifft es Männer öfter und schwerer. Sie vererben den Gendefekt über das X-Chromosom zu 100 % ihren Töchtern, nicht aber ihren Söhnen, da diese das Y-Chromosom erhalten. Ein Beispiel für eine X-chromosomal vererbte Krankheit ist die Muskeldystrophie Duchenne.

Genotyp, Phänotyp, Penetranz und Expressivität

Wenn in einer Familie Erbkrankheiten vorkommen, besteht vielleicht der Wunsch, ungeborene Kinder oder Familienmitglieder ohne Symptome auf die entsprechende Genmutation testen zu lassen. Dies ist zwar verständlich, doch ist vorhergehend zwingend eine Beratung bei einer Fachperson für Humangenetik erforderlich. Es muss allen bewusst sein, wie die zu erwartenden Resultate eingeordnet und interpretiert werden müssen. Möglicherweise belastet die Erkenntnis, Träger eines mutierten Gens zu sein, schwerer als erwartet.

Eine Genmutation löst nicht immer zwingend und automatisch nur eine bestimmte Krankheit aus. Viele Faktoren spielen hier eine Rolle (> *S. 68*). Der Nachweis einer Mutation bestätigt lediglich eine Veränderung im Genotyp, d. h. in der genetischen Zusammensetzung der Person. Der Genotyp als Ganzes enthält sämtliche Gene mit den Erbinformationen und bestimmt damit das äusserliche Erscheinungsbild, den Phänotyp. Solche äusserlichen Merkmale sind beispielsweise Haar- oder Augenfarbe, Blutgruppe und weitere. Der Vorgang, Erbinformationen in den Genen abzulesen und in ein Produkt (z. B. ein Protein) umzuwandeln heisst Genexpression. Er bildet den Übergang vom Genotyp zum Phänotyp. Das entsprechende Verb dafür heisst exprimieren.

Die Penetranz beschäftigt sich mit der Frage, wie häufig ein mutiertes Gen exprimiert wird. Sie ist demnach ein Mass dafür, wie wahrscheinlich sich ein verändertes Gen äusserlich bemerkbar macht. Nicht alle Mutationen weisen eine vollständige Penetranz von 100 % auf. Manche werden nur teilweise exprimiert, selbst bei einer dominanten Mutation oder einer rezessiven Mutation auf beiden Allelen. Eine unvollständige Penetranz bedeutet daher, dass es trotz Genveränderung möglich ist, von einer Krankheit verschont zu bleiben. Allerdings können Nachkommen die Mutation trotzdem erben und allenfalls die vollen Auswirkungen spüren.

Ein weiterer Faktor ist die Expressivität. Sie bestimmt, wie ausgeprägt sich eine Krankheit im Phänotyp präsentiert. Trotz gleichem Genotyp können unterschiedlich schwere Symptome auftreten. Umwelteinflüsse, Kontakt mit Schadstoffen, Alter oder andere Gene können die Expressivität beeinflussen.

Es ist sehr genau abzuwägen, welchen Nutzen eine genetische Abklärung bei asymptomatischen Familienmitgliedern bringen soll. Die komplexen Zusammenhänge und vielen Einflussfaktoren erschweren Prognosen, vor allem für Krankheiten, die sich erst im Erwachsenenalter bemerkbar machen.

Spinale Muskelatrophie (SMA)

Allgemeines

Spinale Muskelatrophien bezeichnen eine Gruppe von Krankheiten, bei denen hauptsächlich die Vorderhornzellen (> *S. 38*) im Rückenmark absterben. Es handelt sich um seltene Krankheiten, überwiegend des zweiten Motoneurons (> *S. 38*). SMA verläuft generell nicht in Schüben, sondern eher langsam fortschreitend, progredient (von lateinisch progredior = fortschreiten). Durch das Absterben der versorgenden Nervenzellen erhalten die entsprechenden Muskeln nicht mehr genügend Impulse, sie atrophieren (> *S. 49*). Die Person leidet unter Muskelschwäche bzw. Lähmungssymptomen.

Bedauerlicherweise gilt auch hier: «use it or lose it». Nichtbenutztes, sprich Muskeln, die keine Signale bekommen, bilden sich zurück. Wer einmal für längere Zeit liegend in einem Spitalbett bleiben musste, kennt das Gefühl, sich das Gehen wieder antrainieren zu müssen. Bei SMA nützt ein solches Training leider nichts, da zu wenig Reize bis zum Muskel vordringen.

Die Sensibilität erfährt weitgehend keine Defizite. Sehen, hören, riechen, schmecken und fühlen funktionieren tadellos. Afferente Nervenbahnen scheinen daher nicht betroffen zu sein. Auch der Geist bleibt intakt. Personen mit SMA besitzen sogar teils überdurchschnittliche kognitive Fähigkeiten und gelten als kontaktfreudig. SMA greift zwar nicht direkt die inneren Organe an, allerdings führt die schwächelnde Rumpfmuskulatur zu Atemproblemen. Die fehlende Kraft abzuhusten, begünstigt Infektionen in der Lunge.

Formen

Je nach Zeitpunkt des Auftretens und Schweregrad kommen vorwiegend folgende Formen vor:

Typ I (schwerer Verlauf) Werdnig-Hoffmann Infantile Form	Beginn innerhalb des ersten Lebensjahrs. Mittlere Überlebenszeit 1.5 Jahre	Autosomal-rezessiv
Typ II (intermediär)	Beginn gleich wie Typ I Verlauf langsamer Lebenserwartung bis 30 Jahre	Autosomal-rezessiv
Typ III (mild) Kugelberg-Welander Juvenile Form	Beginn zwischen 2. und 18. Lebensjahr. Lebenserwartung kaum eingeschränkt	Meist autosomal-rezessiv Selten autosomal-dominant
Typ IV (mild) Adulte Form	Beginn ab dem 30. Lebensjahr Lebenserwartung nicht eingeschränkt	Sowohl autosomal-rezessiv wie auch autosomal dominant
Spinobulbäre Muskelatrophie Kennedy-Syndrom	Beginn ab dem 20. Lebensjahr Lebenserwartung minim eingeschränkt	X-chromosomal rezessiv

Aufstellung nach Amboss, Spinale Muskelatrophien, 2020

Ursachen

Bei den meisten Formen von SMA löst eine Genmutation auf dem Chromosom 5 die Krankheit aus. Ein Gen namens SMN1 ist bei diesen Personen entweder verändert oder fehlt ganz. Dieses Gen produziert das Protein «Survival of Motor Neuron» (SMN), welches Motoneuronen benötigen. Fehlt das SMN1-Gen, degenerieren durch den Proteinmangel die Nervenzellen. Sie sterben ab und leiten daher keine Impulse mehr den Muskeln weiter. Das fast identische SMN2-Gen stellt zwar das gleiche Protein her, jedoch nur in beschränkter Menge. Bis zu sechs Kopien dieses SMN2-Gens können vorhanden sein. Trotzdem reicht es nicht, genügend Proteine herzustellen. Fachleute vermuten, dass je mehr SMN2-Kopien bestehen, desto besser kompensiert der Körper einen SMN1-Ausfall. Allerdings kann man aufgrund der gefundenen SMN2-Kopien keine verlässliche Prognose über den Verlauf der Erkrankung erstellen. Auch bei gleicher Anzahl Kopien schreitet die Krankheit unterschiedlich fort.

Symptome

SMA vom Typ I greift die ganze Körpermuskulatur an. Solche Kinder mit einer reduzierten Muskelspannung, also einer Muskelhypotonie, bezeichnen Mediziner auch als «floppy infants». Ihnen ist es vielfach nicht möglich, den Kopf selbstständig zu heben oder zu halten. Auch sitzen geht nicht. Weitere Merkmale sind schwaches Schreien sowie ein reduzierter Saugreflex, der es dem Kind erschwert, Nahrung aufzunehmen. Da sich Muskulatur und Motorik nicht entwickeln, verkrümmt sich der Körper und es entstehen Probleme zu atmen. Meist tritt der Tod in den ersten zwei Lebensjahren durch Atemversagen ein.

An SMA-Typ II leidende Kinder können oft sitzen, jedoch nicht stehen oder gehen. Der Muskelschwund zeigt sich mehrheitlich symmetrisch, eher proximal (Oberschenkel) als distal (Unterschenkel). Aufgrund des verformten Brustkorbes resultiert häufig eine verkrümmte Wirbelsäule, Skoliose und eine reduzierte Atemleistung, Ateminsuffizienz. Mit einer den Bedürfnissen angepassten Therapie kann ein Kind das Erwachsenenalter erreichen.

Bei den milderen Formen Typ III und IV zeigen sich die ersten Symptome überwiegend als Schwäche beim Rennen, Gehen oder Treppensteigen. Es betrifft vor allem die Bein- und Hüftmuskulatur, später auch Schultern und Arme. Die Finger zittern und es treten unwillkürliche Muskelzuckungen auf. Mit der Zeit benötigen diese Personen zwar einen Rollstuhl, doch müssen sie nicht, oder nur minim, mit einer verkürzten Lebensdauer rechnen.

Eine Sonderform ist die spinobulbäre Muskelatrophie, auch Kennedy-Syndrom genannt. Hier liegt der Gendefekt nicht auf dem Chromosom 5, sondern auf dem X-Chromosom. Erste Symptome sind Muskelzittern, Muskelkrämpfe und Mattigkeit, anfänglich eher proximal. Die absterbenden Vorderhornzellen im Rückenmark und Hirnnerven beeinträchtigen zudem die bulbäre Muskulatur. Diese wird zum Kauen, Schlucken und Sprechen benötigt. Es treten daher Symptome wie undeutliches Sprechen sowie Kau-, Schluck- und Atemprobleme auf. Die Krankheit beginnt im Erwachsenenalter und die Lebensdauer verkürzt sich nur minim.

Neben den genannten Formen von SMA existieren noch andere, überaus seltene Varianten, die teilweise eher distal statt proximal beginnen. Einige sind vererbbar, andere treten spontan auf. Die Symptome reichen von mild bis schwer und treten sowohl als Kind als auch als Erwachsener auf. Das ganze Spektrum kommt vor.

Therapien

Im Jahr 2008 wurde das nationale Patientenregister für neuromuskuläre Erkrankungen (Swiss-Reg-NMD eingerichtet. (> *Links, S. 247*). Es bezweckt unter anderem, Betroffenen in der

Schweiz den Zugang zu Medikamenten-Studien und wirksamen Therapien zu ermöglichen. Das Register sammelt medizinische sowie administrative Daten und speichert sie in einer Datenbank. Die Teilnahme, sowohl am Patientenregister als auch an möglichen Studien, ist freiwillig und kann jederzeit widerrufen werden. Es entstehen keine Verpflichtungen, jedoch ermöglicht das Mitmachen den Forschenden, Krankheiten besser zu verstehen. Für sehr seltene Erkrankungen machen internationale Register mehr Sinn, da die Anzahl Patienten in einem Land zu gering ist.

Zu heilen, bzw. eine ursächliche Therapie zu finden, erweist sich bis anhin als schwierig. Trotz vielen Studien wissen Fachleute noch nicht, was zur Genmutation führt. In der Schweiz sind Stand November 2023 drei Medikamente zur Behandlung zugelassen. Diese heissen Spinraza® (Wirkstoff Nusinersen), Evrysdi® (Wirkstoff Risdiplam) und Zolgensma® (Wirkstoff Onasemnogen-Abeparvovec). Letzteres machte sich mit Kosten von über zwei Millionen Franken als teuerstes Medikament einen Namen. Welchen Erfolg diese Arzneimittel erzielen, wird die Zukunft weisen. In der Zwischenzeit liegt der Fokus darauf, Symptome zu mildern und die Lebensqualität so gut wie möglich zu erhalten.

Die respiratorischen Probleme verlangen besondere Aufmerksamkeit (> *Atmung, S. 193*). Bei einem schwachen Hustenstoss lassen sich Sekrete nicht abhusten, was zu gefährlichen Infekten führen kann. Regelmässiges Atemtraining sowie Hilfsmittel, wie ein «Cough assist Gerät» (> *S. 195*) belüften die Lunge und erleichtern das Abhusten. Müdigkeit und Kopfschmerzen am Morgen können Anzeichen von nächtlichem Sauerstoffmangel, einer Hypoventilation sein. Allenfalls verhindert ein Beatmungsgerät während des Schlafens den Anstieg von CO_2 im Blut. Um Atemwegserkrankungen vorzubeugen, empfehlen Fachleute die Grippe- und andere Routineimpfungen.

Probleme bei der Ernährung und beim Schlucken bekunden vor allem nicht sitzfähige, aber auch sitzfähige Kinder. Gehfähige bleiben weitgehend davon verschont. Entsprechende Symptome sind Würgen oder Husten beim Schlucken, lange dauernde Mahlzeiten oder schnelles Ermüden der Kaumuskulatur. Hier kann eine veränderte Nahrungskonsistenz oder auch eine andere Sitzhaltung helfen. Eine Magensonde, PEG-Sonde reduziert möglicherweise den täglichen Stress, genügend Kalorien aufzunehmen (> *Ernährung, S. 188*).

Orthopädische und physiotherapeutische Massnahmen gehören unbedingt eingeschlossen. (> *Physiotherapie, S. 199*). Dabei geht es einerseits darum, die noch vorhandene Kraft zu erhalten, andererseits steifen Gelenken und Skoliosen vorzubeugen. Die Muskeln dürfen aber nicht über die Leistungsgrenze hinaus bis zur Erschöpfung belastet werden. Sie ermüden sonst noch schneller und benötigen viel mehr Zeit, um sich zu erholen. Diese Grenze zu finden, gestaltet sich jedoch nicht immer einfach, da auch die Tagesform mitspielt. Beweglichkeit und Durchblutung fördern sowie passives Dehnen oder Massagen bringen mehr als reine Krafttrainings. Als Hilfsmittel kommen Korsette, Schienen und Gehstöcke in Frage, um die Steh- und Gehfähigkeit so lange wie möglich zu erhalten. Im fortgeschrittenen Stadium sind meistens Rollstühle angebracht (> *Mobilität, S. 208*) sowie eine behindertengerechte Wohnsituation (> *Barrierefreies Wohnen, S. 175*).

Die abnehmende Muskelmasse erschwert es dem Körper, die optimale Temperatur durchwegs konstant zu halten. Er konzentriert sich daher auf die lebenswichtigen inneren Organe. Als Folge davon friert die Person an Händen und Füssen. Warme Bäder steigern das Wohlbefinden und helfen aufzuwärmen. Übungen im Wasser fallen leichter, da der Körper sich weniger schwer anfühlt. Sportliche Aktivitäten beschränken sich leider mit Fortdauer der Krankheit zunehmend.

Amyotrophe Lateralsklerose (ALS)

Allgemeines

Die Krankheit der 1000 Abschiede, ein leider treffender Titel für die amyotrophe Lateralsklerose. Er versinnbildlicht, worum es hier vor allem geht: ein fortschreitendes Absterben von Nervenzellen, das binnen Jahren zum Tod führt. Erkrankte verabschieden sich fortlaufend von kleineren und grösseren Funktionen in einem schwächer werdenden Körper. Es ist ein ständiges Loslassen von Fähigkeiten. Da der Intellekt vielfach intakt bleibt, fühlen sich die Patienten je länger, je mehr gefangen im eigenen Körper. Betroffene und Angehörige sehen sich gewaltigen Belastungen ausgesetzt. Sie durchleben das ganze Spektrum an Gefühlen, wie Wut, Verzweiflung, Resignation, Angst und Trauer aber auch Dankbarkeit, Liebe und Hoffnung.

Was aber bedeutet dieser lange Krankheitsname? Der Wortteil «myo» stammt vom griechischen «mys», was Muskel bedeutet (> *S. 49*). Amyotroph steht deshalb für eine fehlende Versorgung des Muskels. Wie bei der SMA (> *S. 57*) handelt es sich um eine Atrophie. Lateral heisst seitlich. Gemeint ist damit die Nervenbahn Tractus corticospinalis lateralis (> *S. 36*), die seitlich im Rückenmark verläuft. Durch das Absterben des ersten Motoneurons in der Hirnrinde verhärten sich die Nervenbahnen und sklerosieren. Somit bedeutet der vollständige Name sinngemäss verhärtete Seitenstränge, welche die Muskeln nicht mehr versorgen.

Als Erster beschrieb der französische Neurologe Jean-Martin Charcot (1825–1893) die ALS. Andere Namen sind deshalb «maladie de Charcot» oder in den USA «Lou Gehrig's disease» nach einem Baseballspieler, der 1941 daran starb. Die Engländer sprechen von MND, was für «motor neuron disease» steht und generell Störungen der Motoneuronen bezeichnet. Überwiegend treten die ersten Symptome zwischen dem 50. und 70. Lebensjahr auf. Jedoch ist es nicht ungewöhnlich, dass auch Jüngere daran leiden. Es gab schon Fälle von 20 bis 30 Jahre alten Personen. Pro

100 000 erkranken durchschnittlich 1 bis 3 Menschen an ALS, Männer im Verhältnis 3:2 leicht häufiger als Frauen. Somit gehört ALS zu den seltenen Krankheiten. In der Schweiz leben ungefähr 600 Personen damit.

Anders als bei SMA befällt ALS sowohl das erste wie auch das zweite Motoneuron (> S. 38). Der Verlauf schreitet in der Regel schnell voran und führt in 3 bis 5 Jahren zum Tod, meistens durch Atemversagen. Etwa 10 % der Betroffenen leben 10 Jahre oder länger. Als berühmtestes Beispiel dient der englische Astrophysiker Stephen W. Hawking, der im Alter von 21 Jahren ALS diagnostiziert bekam und im Jahr 2018 mit 76 Jahren starb.

Im Sommer 2014 verlieh die sogenannte «ALS Ice Bucket Challenge» der ALS grosse Aufmerksamkeit. Bei dieser Geldsammelaktion gossen sich Leute einen Kübel kaltes Wasser über den Kopf. Sie spendeten 10 Dollar der ALS Association und nominierten dann drei weitere Personen, die das Gleiche tun sollten. Viele Prominente beteiligten sich daran und deren Videos gingen im Internet viral. Die Idee war, dass die Teilnehmenden durch das kalte Wasser für einige Sekunden einen lähmenden Effekt erfahren, den Erkrankte für den Rest ihres Lebens spüren.

Formen

Betroffene durchleben alle ihre eigene Krankheit. Formen und Charakteristik könnten unterschiedlicher nicht sein. Trotzdem gibt es Wege, zu klassifizieren.

Sporadische amyotrophe Lateralsklerose **SALS**	– Häufigste Form – Tritt spontan auf – Keine familiäre Vorgeschichte
Familiäre amyotrophe Lateralsklerose **FALS**	– Ca. 10 % der Fälle – Gleiche Symptome wie bei der SALS – Krankheitsbeginn früher bei durchschnittlich 46 Jahren – Mindestens ein bekannter Krankheitsfall in der Familie – Erbgang autosomal-dominant, rezessiv oder selten auch X-chromosomal
Endemische amyotrophe Lateralsklerose **Guam-ALS**	– Ungewöhnlich gehäuftes Auftreten auf der Pazifikinsel Guam

Eine andere Einteilung berücksichtigt den Bereich, wo die ersten Symptome auftreten.

Spinale Form (limb onset)	– Ca. zwei Drittel der Fälle – Beginn durch Absterben des zweiten Motoneurons im Rückenmark – Muskelschwäche an den Extremitäten, wie Arme, Hände, Beine und Füsse
Bulbäre Form (bulbar onset)	– Ca. 25 % der Fälle – Beginn durch Absterben der Motoneurone im Hirnstamm – Erste Symptome bei der Sprech-, Schluck- und Kaumuskulatur
Respiratorische Form	– Selten – Beginn beim Zwerchfell und der Atemmuskulatur

Da diese drei Formen nur nach dem Beginn klassifiziert sind, können sie mit fortschreitender Dauer der Krankheit ineinander übergehen, wenn weitere Symptome hinzukommen.

Daneben existieren noch weitere Subtypen und ALS-ähnliche Leiden. Dazu gehören unter anderem:

- Primäre Lateralsklerose (PLS)
- Progressive Muskelatrophie (PMA)
- Flail-arm-Syndrom bzw. Flail-leg-Syndrom
- ALS mit fronto-temporaler Demenz (ALS-FTD) welche die Persönlichkeit verändert

Ursachen

Bei der überwiegenden Mehrheit der Fälle weiss man nicht, woher die Krankheit kommt oder was das massenhafte Zellsterben auslöst. In der Vergangenheit gab es ab und zu Schlagzeilen, die Ursachen von ALS seien gefunden worden. Das stimmt aber nur beschränkt und bezieht sich höchstens auf ein Teilgebiet in einem komplexen Krankheitsbild. Solche Nachrichten sind daher mit Vorsicht zu geniessen.

Bei der sporadischen ALS existieren bis anhin lediglich Vermutungen, was eine Rolle spielen könnte. Forschende stellten fest, dass eine erhöhte Konzentration des Neurotransmitters Glutamat (> *S. 31*) das Weiterleiten von Signalen zwischen Nervenzellen stört. Der Wirkstoff Riluzol reduziert freigesetztes Glutamat und mildert daher die Symptome. Umwelteinflüsse sind womöglich auch von Belang. Intensive Kontakte mit Schwermetallen (Blei, Quecksilber etc.), Pestiziden, elektromagnetischen Strahlen und Zigarettenrauch wurden schon mit ALS verbunden. Allerdings ist unklar, wie relevant diese Faktoren sind.

Die überdurchschnittlich zahlreichen, endemischen ALS-Fälle auf der Pazifikinsel Guam könnten mit der giftigen Aminosäure Beta-Methyl-Amino-L-Alanin (BMAA) zusammenhängen. BMAA kommt, zwar in geringer Konzentration in Palmfarnen vor, aber auch in Flughunden, die deren Samen fressen. Denkbar wäre, dass der verbreitete Verzehr dieser Flughunde dort ein Faktor ist.

Im Bereich Genetik gibt es Hypothesen, dass aufgrund von Genmutationen proteinabbauende Prozesse stattfinden. Solch veränderte Gene wurden sowohl bei Personen mit sporadischer, als auch familiärer ALS gefunden. Bei der familiären ALS, also bei rund 10 % der Erkrankten, kennt man immerhin vier relevante Gene, die am häufigsten involviert sind. Noch aber bleiben viele Fragezeichen. Die Grafik auf Seite 69 soll in erster Linie nicht verwirren, sondern vor allem die Komplexität veranschaulichen.

Diese vier Gene FUS, SOD1, C9orf72 und TDP43 sind in > *Abbildung 16, S. 69* im innersten Kreis dargestellt. Die Gene unmittelbar im Kreis um diese vier wirken auf ihre eigene Weise auf die Prozesse ein und können die Krankheit beeinflussen; zum Beispiel beschleunigen oder verlangsamen. Der dritte Kreis zeigt mögliche Fehlfunktionen von Stoffwechselvorgängen in den Zellen und deren Verbindungen zu den Genen. Schliesslich befinden sich im äussersten Kreis eine Reihe von Krankheiten, die aus diesen Zusammenhängen entstehen können. Die Quintessenz daraus: Eine Genmutation löst nicht zwingend nur eine bestimmte Krankheit aus. Das gleiche Gen kann zum Beispiel neben einer ALS (in > *Abbildung 16, S. 69 unter Motor neuronopathies*) auch eine fronto-temporale Demenz (FTD) auslösen, je nach zusätzlich involvierten Faktoren. Die Grafik soll einen groben Eindruck geben, wie schwierig es für Forschende ist, den genauen Vorgängen auf den Grund zu gehen und Therapien zu entwickeln.

Symptome

ALS gehört zu den neuromotorischen Krankheiten. Es betrifft also primär die Nerven, die unsere Beweglichkeit steuern. Die im Verlauf auftretenden Symptome verdeutlichen aber, dass dies bloss ein Teilgebiet darstellt. Bei der spinalen Form können die ersten Anzeichen subtil und auf wenige Muskelgruppen an den Extremitäten beschränkt sein. Vielleicht erscheinen die ersten Schwächen bei den kleinen Handmuskeln, welche für die Feinmotorik der Finger zuständig sind. Diese Symptome werden vielfach zuerst nur als Missgeschicke bei alltäglichen Aktivitäten wahrgenommen. Womöglich treten Schwächen auf, die Füsse zu heben, was sich in einem unsicheren Gang äussert. Dazu kommen eventuell noch Wadenkrämpfe. Üblicherweise beginnt es lokal und asymmetrisch an einer Extremität. Später kommen dann aber weitere Muskelgruppen an allen Gliedmassen dazu. Die Muskelreflexe nehmen ab und fehlen schliesslich ganz. Häufig treten Faszikulationen auf: kleine, unwillkürliche Zuckungen einzel-

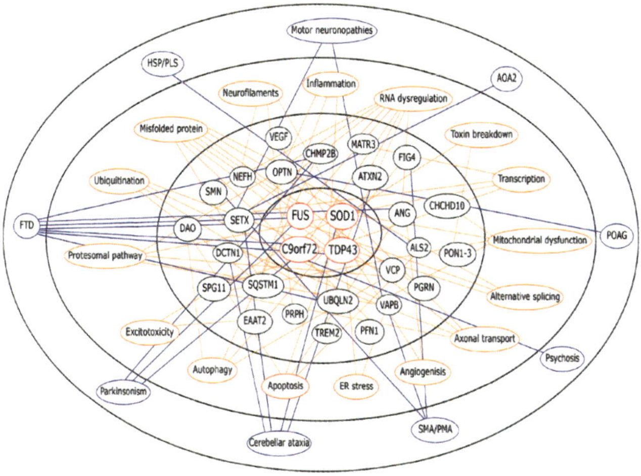

Abbildung 16:
Gene bei FALS
(Morgan & Orrell, 2016)

ner Muskelfasern. Diese sind zwar charakteristisch, dienen aber nicht als Beweis zur Diagnose ALS. Sie treten an verschiedensten Körperregionen auf.

Die bulbäre Verlaufsform greift zuerst die Sprech-, Schluck- und Kaumuskulatur an. Das äussert sich zum Beispiel in einer Sprechstörung, einer undeutlichen Aussprache oder Mühe beim Schlucken (Dysphagie). Es treten vermehrter Speichelfluss und Faszikulationen der Zunge auf. Oft schreitet die bulbäre Form schneller voran als die spinale Form. Sie schwächt fatalerweise schon früh lebenswichtige Funktionen, wie Schlucken und Atmen. Ebenso gilt dies für die seltene respiratorische Form, bei der es zuerst die Atemmuskulatur und das Zwerchfell trifft.

Da ALS sowohl das erste als auch das zweite Motoneuron schädigt, treten die dafür typischen schlaffen und spastischen Lähmungen (> *S.* 38) auf. Nicht alle Symptome erscheinen sofort. Viele vom spinalen Beginn Betroffene entwickeln später auch bulbäre Beschwerden.

Wie wenn all dem nicht genug wäre, leiden viele ALS-Patienten zusätzlich unter weiteren Beschwerden. Zahlreiche berichten von zunehmenden Schmerzen, je nach Krankheitsverlauf. Dazu kommen Erschöpfung, unkontrolliertes Lachen/Weinen und starke, schnell wechselnde Emotionen, welche in eine Depression münden können. Es findet ein Gewichtsverlust statt, der nicht bloss mit dem Abbau der Muskelmasse zu erklären ist. Vermehrtes Jucken oder Schwitzen tritt auf. Merkwürdigerweise leiden ALS-Kranke seltener an Dekubitus (Wundliegen). Auch die Sensorik (fühlen, riechen, sehen, hören, schmecken) funktioniert gut oder nur wenig eingeschränkt. Um die 5 % entwickeln eine fronto-temporale Demenz (FTD) und vereinzelt treten auch Parkinsonsymptome auf. Andere kognitive Störungen finden sich dafür häufiger. Dazu zählen Schwierigkeiten zu planen und zu entscheiden sowie Verlust an Wortgewandtheit oder Einsichtsfähigkcit.

All dies verdeutlicht, wie sehr sich eine intensive Betreuung von Betroffenen und Angehörigen aufdrängt. Eine früh in Anspruch genommene professionelle Hilfe ermöglicht, vorausschauend zu planen und die Verantwortung auf mehrere Schultern zu verteilen (> *Diagnose muskelkrank. Was nun? S. 141*). Als Fachinstitutionen in der Schweiz heben sich vor allem das Muskelzentrum im Kantonsspital St. Gallen, das Neuromuskuläre Zentrum am Universitätsspital Zürich USZ, sowie die REHAB in Basel hervor. (> *Links, S. 247*)

Therapien

Ähnlich wie bei der SMA gestaltet sich auch hier die Suche nach ursächlichen Therapien schwierig. Die komplexen Zusammenhänge stellen die Wissenschaft vor grosse Probleme, Ansätze zu entwickeln. Ein seit einigen Jahren eingesetzter Arzneistoff heisst Riluzol (Handelsname Rilutek®). Er hemmt den Neurotransmitter Glutamat und verlangsamt den Krankheitsverlauf. Die daraus gewonnene Zeit von einigen Wochen oder Monaten kann für Leidtragende wichtig sein.

Der in der Schweiz zugelassene Wirkstoff Edaravone (Arzneimittelname Radicava®) wurde zuvor bei Schlaganfällen eingesetzt. Tierversuche und klinische Studien ergaben, dass es auch bei Menschen mit ALS wirkt. Auch hier verzögert sich primär der Verlauf. Die besten Resultate erzielte es bis anhin zu Beginn der Krankheit, solange jemand noch laufen bzw. Treppen steigen konnte. Verabreicht wird das Medikament als intravenöse Infusion oder als Flüssigkeit zum Schlucken. Leider kostet Edaravone viel und die Krankenkassen sind nicht verpflichtet, dafür aufzukommen. (> *S. 155*)

Weitere Studien bezwecken, die zwei existierenden Medikamente Sodium Phenylbutyrate und TUDCA zu kombinieren. Da gibt es Anzeichen und Perspektiven, den Krankheitsverlauf deutlich zu verzögern. Aber auch hier sind hohe Kosten zu erwarten.

Einen anderen Ansatz verfolgt die Wissenschaft für Personen mit einer Genmutation auf dem Cu (Kupfer)/Zn (Zink) Superoxid Dismutase 1-Gen (SOD1). Dies betrifft jedoch nur ca. 3 % der sporadischen und ca. 10–15 % der familiären ALS-Fälle. Ein gesundes SOD1 Gen produziert ein Protein, das antioxidativ auf die Nervenzelle einwirkt. Es unterstützt die Zelle beim Stoffwechsel und baut Abfallprodukte ab. Das vom mutierten Gen erzeugte Protein schädigt jedoch die Nervenzelle derart, dass sie abstirbt. Die Medizin fand nun einen Weg, dies zu unterbinden. Sie greift zwar in die Erbsubstanz ein, verändert die DNA selbst aber nicht. Der Wirkstoff blockiert lediglich den Botenstoff mRNA, (messenger ribonucleic acid) und damit die Produktion des schädlichen Proteins. Dass dabei folglich auch keine Antioxidantien mehr gebildet werden, schien sich in bisherigen Versuchen aber nicht nachteilig auszuwirken.

Wie aber kommt das Medikament, das die mRNA blockiert, in die entsprechende Zelle? Die Forschung nutzt dafür insbesondere Viren, von denen bekannt ist, dass sie nur bestimmte Zellen befallen. Adeno-assoziierte Viren (AAV) dienen als sogenannte Vektoren, Träger. Die Viren tragen eine Art huckepack das Medikament in die motorischen Nervenzellen, wo es sich entfalten kann. Einige Hürden sind noch zu überwinden aber die Studien mit dem entsprechenden Medikament namens Tofersen schreiten fort. Für diesen kleineren Teil der Patienten besteht berechtigte Hoffnungen, in Zukunft die Krankheit eindämmen zu können.

Alle weiteren Therapieformen beschränken sich darauf, Symptome zu mildern sowie Autonomie und Lebensqualität zu erhalten. Welche Massnahmen sinnvoll sind, ergibt sich optimalerweise während eines stationären Aufenthaltes in einem Muskelzentrum (> *S. 142*). Der Fragebogen ALS Functional Rating Scale (> *S. 249*) dient dazu, die noch möglichen Funktionen und Tätigkeiten aufzunehmen und entsprechende Therapien zu planen.

Eine Physiotherapie (> *Physiotherapie, S. 199*) bezweckt, Muskelfunktionen zu erhalten sowie Beweglichkeit und Durchblutung zu verbessern. Dazu gehört auch, die Atemmuskeln zu trainieren, um Sekret erfolgreich abhusten zu können (> *Atmung, S. 193*). Schmerzen und Spastiken (Krämpfe) zu reduzieren, kann auch Teil eines solchen Programms sein (> *Schmerzen bekämpfen, S. 203*). Wiederholte Nachkontrollen während des gesamten Verlaufs mit erneutem Ausfüllen des Fragebogens zeigen, wie schnell die Krankheit fortschreitet.

In Kombination mit der Physiotherapie plant die Ergotherapie die benötigten Hilfsmittel für den Alltag (> *Ergotherapie, S. 148*). Das sind sowohl kleine Dinge, zum Beispiel eine Greifzange, als auch grössere Projekte, wie ein Elektrorollstuhl, Wohnungsumbauten oder Fahrzeugadaptionen. Finanzierungshilfen an Personen im erwerbsfähigen Alter leistet in begrenztem Mass die Invalidenversicherung (IV). Pensionäre wenden sich an die Alters- und Hinterlassenenversicherung (AHV), welche jedoch einen beschränkten Leistungskatalog aufweist. Mehr Details dazu im Kapitel > *Finanzierung von Leistungen, S. 154*).

Fachleute der Logopädie und Ernährungsberatung kümmern sich bei Sprech- und Schluckproblemen. Dabei geht es um sicheres Essen, Trinken und Kommunizieren. Eine Reihe von Hilfsmitteln und elektronischen Kommunikationshilfen unterstützen dabei. Der drohende Gewichtsverlust erfordert manchmal Nahrungsmittelzusätze, welche mit einer kleinen Menge viel eiweiss- und kalorienreiche Kost zuführen. Eine durch Verdünnen oder Verdicken veränderte Konsistenz erleichtert allenfalls das Schlucken. Bei zunehmenden Schluckbeschwerden gibt es die Option, mittels einer PEG-Sonde den täglichen Stress der Nahrungszufuhr zu reduzieren (> *Ernährung, S. 188*).

Im weiteren Verlauf der Krankheit stellt sich die Frage von Atemhilfen. Nicht-invasive Beatmungsmethoden (NIV) sind Systeme, welche durch Masken genügend Sauerstoff zuführen. Während der Nacht getragen, erhöhen sie die Schlafqualität und reduzieren morgendliche Kopfschmerzen. Sie helfen gegen eine zu oberflächliche Atmung, Hypoventilation und potenziell gefährliche Atempausen, Schlafapnoe. Ausserdem durchlüften sie die Lunge und senken das Infektionsrisiko (> *Atmung, S. 193*).

Invasive Methoden führen Luft mittels einer Intubation durch Nase oder Mund zu. Ein Luftröhrenschnitt, Tracheostomie, schafft einen künstlichen Beatmungsweg unterhalb des Kehlkopfes. Entscheidungen zu invasiven Eingriffen dürfen nicht leichtfertig zustande kommen und deren Konsequenzen sollten wohl überlegt sein. Einerseits können sie bei vorhandenen Maskenproblemen die Lebensqualität verbessern. Andererseits bedeutet ein Luftröhrenschnitt eine irreversible Operation und in der Folge einen enormen Pflege- und Kostenaufwand mit einer 24-Stunden-Betreuung. Selbst beim Ärztepersonal herrscht ab und zu Uneinigkeit in solchen Fragen.

Alle diese Massnahmen nützen jedoch nur wenig, wenn der Kopf nicht mitmacht. Mentale Unterstützung, Sozialberatung und vieles mehr bieten Patientenorganisationen, wie der Verein ALS-Schweiz (> *Links, S. 247*). Unter anderem finden Treffen statt, bei denen Betroffene und Angehörige ihre Erfahrungen austauschen können.

Alternative Therapieformen wie Homöopathie, pflanzliche Präparate, Akupunktur, Yoga o.ä. sind nicht per se falsch. Wenn es Wohlbefinden bringt, die Lebensqualität verbessert und organisatorisch machbar ist, warum nicht? Leider erzielen aber auch diese Methoden keine vollständige Heilung.

Palliativmedizin assoziiert man allgemein mit der letzten Lebensphase. Dabei bedeutet palliativ nicht, den Kampf gegen eine Krankheit bereits aufgegeben zu haben. Es geht darum, Lebensqualität zu erhalten und Symptome zu lindern. Diese Themen stehen nicht nur am Lebensende, sondern während der gesamten Krankheitsdauer im Vordergrund. Sinnvolle Massnahmen erleichtern das tägliche Leben, nützen vorhandene Ressourcen oder kompensieren Defizite. Vorausschauendes Planen gewährleistet, dass die entsprechenden Hilfsmittel rechtzeitig zur Verfügung stehen (> *Hilfsmittel beschaffen, S. 150*).

Eine frühzeitig ausgefüllte Patientenverfügung (> *Links, S. 247*) hilft, sich mit Fragen zur Lebensqualität auseinanderzusetzen. Sie hält fest, welche Massnahmen eine Person wünscht, wenn sie sich nicht mehr selbst äussern kann (> *IV-Anmeldung, Patientenverfügung, Vorsorgeauftrag, S. 145*). Zu klärende Fragen in Bereichen wie Beatmen, Lindern von Schmerzen und Ernährung sind beispielsweise:

- Wünscht die Patientin eine apparative Atemunterstützung oder sollen nur palliative Massnahmen eine allfällige Atemnot lindern?
- Welche apparativen Atemunterstützungen sind akzeptabel? Invasive bzw. nicht-invasive
- Wie grosszügig dürfen Schmerz- und sedierende Mittel eingesetzt werden?
- Kommt eine künstliche Ernährung in Frage? Wenn ja, auf welche Weise?
  - Mittels einer Magensonde durch die Nase mit einem dünnen Schlauch

  - Mittels einer Magensonde direkt durch die Bauchdecke, PEG-Sonde
  - Über Infusionen, den Magen-Darm-Trakt übergehend
- Wann wäre ein Zeitpunkt gekommen, die Atemunterstützung oder künstliche Ernährung zu beenden?

Ein Notfallplan hält Kontakte, Medikamente und zusätzliche Wünsche fest (> *Links, S. 247*). Was ist zu tun bei Atemnot, Husten, Schmerzen, Fieber etc.? Wer sind die Vertrauenspersonen? Frühes und gewissenhaftes Vorbereiten hilft, Ängste abzubauen. Befürchtungen, einen qualvollen Erstickungstod zu erleiden, sind in den meisten Fällen eher unbegründet. Die überwiegende Mehrheit schläft ruhig ein und stirbt im Schlaf infolge einer zu hohen CO_2-Konzentration im Körper.

Die Suche nach der richtigen Diagnose

Im Jahr 2000 erhielt ich im Alter von 35 Jahren nach einer neurologischen Untersuchung die Diagnose SMA (Typ IV, adulte Form). Die zu diesem Zeitpunkt festgestellten Symptome deuteten zwar weitgehend auf SMA hin, doch die Beweislage präsentierte sich eher dünn. Freilich spielte eine Rolle, dass bci meiner Mutter im Jahr 1980 die gleiche Krankheit festgestellt worden war. Da es damals nur vage Therapieansätze oder Ratschläge gab, wurde ich nach der Diagnose mehrheitlich mir selbst überlassen. Ich probierte damit klarzukommen und versuchte auf eigene Faust herauszufinden, was mir guttat. Ab dem Jahr 2006 sass ich zunehmend im Rollstuhl.

Viele meiner Symptome deckten sich in der Tat mit den für SMA typischen. Doch schien meine Muskelschwäche nicht symmetrisch ausgeprägt. Es begann im rechten Bein. Dann kam das linke Bein, gefolgt vom rechten und schliesslich linken Arm. Auch heute noch spüre ich mehr Kraft auf der linken Körperhälfte als auf der rechten. Der im Jahr 2000 durchgeführte genetische Test ergab bei mir keine SMA-typische Mutation auf dem Chromosom 5. Das sei für den Typ IV nicht ungewöhnlich, beschied mir mein Arzt und hielt an der Diagnose fest. Trotzdem liess sich ein permanent unterschwelliger Zweifel nicht verdrängen. Mein Bauchgefühl sagte mir, dass dies noch nicht die letzte Wahrheit sei. 17 Jahre nach der Erstdiagnose änderte meine neue Ärztin aufgrund eines zweiten Gentests die Diagnose auf eine familiäre amyotrophe Lateralsklerose (FALS).

Der Gentest im Jahr 2017 brachte die Gewissheit. Meine damals noch lebende 80-jährige Mutter und ich besassen ein mutiertes SOD1-Gen. Somit waren wir beide statt SMA- neu ALS-Patienten. Diese autosomal-dominant weitervererbte Mutation traf meinen einzigen Bruder glücklicherweise nicht. Meine Grosseltern und die neun Geschwister meiner Mutter wurden zwar nicht getestet, doch zeigte niemand von ihnen entsprechende Symptome.

Ich wusste zwar, dass sich ALS unterschiedlich präsentieren kann. Trotzdem stellte mich auch die neue Diagnose nicht restlos zufrieden. ALS betrifft sowohl das erste als auch das zweite Motoneuron. Bei mir gibt es auch nach über 20 Jahren noch keinen eindeutigen Beleg eines geschädigten ersten Motoneurons. Die Lebenserwartung scheint bei mir nicht verkürzt zu sein, war es bei meiner Mutter auch nicht. Anfänglich schritt bei mir der Muskelabbau noch zügig fort. Die Kurve flachte mit den Jahren jedoch ab und stabilisierte sich beinahe. An Schluck- oder Kauproblemen leide ich nicht, an Schmerzen und Spastiken auch nicht. Gewichtsverlust? Fehlanzeige. Im Gegenteil. Mein Bauch sieht inzwischen so rund aus, dass ich nur mit Mühe meine Hosen schliessen kann. Kognitive Störungen, so meine ich, treten nicht auf. Meine Frau kann hoffentlich bestätigen, dass ich noch keinen Verlust an Einsichtsfähigkeit habe. Das wirft die Frage auf: Kann das tatsächlich ALS sein?

Den entscheidenden Hinweis fand ich im Zuge der Recherchen für dieses Buch in einer Dissertation. Der Autor Rune Østern von der «Arctic University of Norway» untersuchte im Jahr 2014 eine norwegische Familie. Über 7 Generationen zurück bis ins Jahr 1763 fand er Mitglieder, von denen man glaubte, sie litten an einer CMT-Krankheit, (Charcot-Marie-Tooth-Krankheit) (> S. 48). Eine neuere genetische Untersuchung ergab dann aber die exakt gleiche Mutation auf dem SOD1-Gen, wie bei mir. Erstaunlich, denn mittlerweile sind über 170 verschiedene Mutationen auf diesem Gen bekannt, einige davon verlaufen ausgesprochen aggressiv. Nicht aber bei mir und der genannten Familie. Bei dieser wurden 10 verstorbene und 12 noch lebende Mitglieder untersucht. Deren Krankengeschichten (Alter bei Ausbruch, Symptome, Verlauf etc.) deckten sich mehrheitlich mit meiner. Eine weibliche Person, als Trägerin des mutierten Gens, zeigte keine Symptome, bis sie 79-jährig starb. Man änderte die Diagnose für diese Familienmitglieder nach dem Gentest zunächst von CMT auf eine distale hereditäre Motoneuropathie (dHMN). Der Grund dazu sei gewesen, dass die bei CMT-Krankheiten üblichen sensorischen Störungen fast fehlten. Später fanden Fachleute, das Gesamtbild passte am ehesten noch zu ALS.

Es existieren demnach tatsächlich SOD1-Mutationen ohne Symptome des ersten Motoneurons, verbunden mit einer langen Überlebensdauer. Die ALS-Kriterien sind mehrheitlich erfüllt, die Prognosen über den Krankheitsverlauf jedoch ganz anders. Somit bekam ich die Bestätigung, die ich suchte: Ich leide an ALS, wenn auch an einer äusserst speziellen und seltenen Form davon.

Eigentlich könnte es mir doch egal sein, wie die Krankheit heisst. Ob ALS oder SMA oder noch was anderes: Ich kenne den Verlauf von meiner Mutter her und weiss annähernd, was mich erwartet. Trotzdem wollte ich es unbedingt wissen. Hier kommt das Mentale bzw. meine Mentalität ins Spiel, das zentrale Thema des nun folgenden zweiten Teils. Ich wollte dem Übel, dem Feind einen Namen geben. Ich wollte ihm begegnen und sagen: «Hey, du greifst meinen Körper an. Womöglich bekommst du ihn irgendwann sogar. Meinen Geist aber bekommst du nicht!» Es erscheint vielleicht paradox, dass ein stabiles Nervenkostüm mit zerfallenden und absterbenden Nerven möglich sein soll. Doch es geht. Selbstverständlich suchte ich diesen Nervenkitzel nicht und auch bei mir liegen die Nerven ab und zu blank. Trotzdem bin ich überzeugt, dass man zwar den Kampf gegen die Krankheit verlieren, die Nervenprobe aber trotzdem bestehen kann.

Teil 2:
Kopfsachen

Einleitung

Als der Schweizer Tennisprofi Stan Wawrinka im Jahr 2014 eines der weltgrössten Turniere, die Australian Open gewann, zeigte er mehrmals eine kleine, eigentümliche Handbewegung. In Momenten des Triumphs tippte er mit dem Zeigefinger seitlich an seine Stirn und demonstrierte damit: «Reine Kopfsache. Der Weg zum Erfolg beginnt hier oben im Kopf!» Vor allem in entscheidenden Phasen seiner Matches strahlte er ein unglaubliches Selbstvertrauen aus. Was immer der Gegner versuchte, Wawrinka schien auf alles eine Antwort bereit zu haben. Eigene Fehler oder Gewinnschläge seines Gegenübers steckte er scheinbar ungerührt weg. Die mentale Stärke, die er dabei bewies, beeindruckte mich und spornte mich an im Umgang mit meiner Muskelkrankheit.

Früher galt Wawrinka zwar als Talent, doch nur wenige trauten ihm zu, die grossen Turniere zu gewinnen. Im Jahr vor seinem überzeugenden Sieg verinnerlichte er sich ein Zitat des irischen Schriftstellers Samuel Beckett. Seitdem ziert es als Tattoo seinen Unterarm: «Ever tried, ever failed, no matter, try again, fail again, fail better.»[5] Zu Deutsch: «Immer versucht, immer gescheitert, egal, versuche es wieder, scheitere wieder, scheitere besser.» Interessanterweise lassen sich diese Zeilen auf verschiedene Arten interpretieren. Für Pessimisten steht am Ende das Scheitern. Optimisten hingegen nehmen es als Aufforderung zu kämpfen und nicht aufzugeben, ungeachtet des Endergebnisses. Wawrinka gab

5 Beckett, 1983

nicht auf. Er knüpfte sogar an seinen Erfolg an und gewann in den folgenden Jahren noch weitere grosse Turniere.

Die Bereitschaft zu kämpfen, bzw. nicht aufzugeben entsteht im Kopf. Damit sind wir beim Thema dieses zweiten Teils angelangt. Bis anhin ging es um Grundkenntnisse in Anatomie und neuromuskulären Erkrankungen, um funktionelle Zusammenhänge aufzuzeigen. Der Schwerpunkt verschiebt sich nun von der körperlichen auf die mentale Ebene.

Personen mit neuromuskulären Erkrankungen durchleben alle ihre eigene Krankheit, vor allem im mentalen Bereich. Zwei Menschen gleichen Alters mit identischen Symptomen und Verlauf werden vermutlich eine Krankheit subjektiv völlig unterschiedlich empfinden. Je nach Charakter und Lebensumständen sehen sie ganz andere Bereiche als die grösste Belastung an.

- Für die Bewegungsfanatikerin mag ein Leben im Rollstuhl ohne ihren geliebten Sport unvorstellbar sein.
- Ein Familienvater oder eine Mutter sorgen sich vielleicht am meisten, dass ihre Liebsten finanziell abgesichert sind.
- Den Individualisten graut es vor der Hilflosigkeit, den Alltag zu bewältigen.
- Ein Mensch ohne soziales Netz sieht sich allein gelassen im Kampf gegen die Krankheit.

Die Liste liesse sich beliebig weiterführen, vor allem wenn noch Partner und Angehörige miteinbezogen werden. Auch ihr Leben stellt sich mit dem Erhalt einer solchen Diagnose auf den Kopf. Unversehens entsteht in der Partnerschaft eine einseitige Abhängigkeit, die beiden gleichermassen zu schaffen machen kann.

Es gibt zwar keine universellen Patentrezepte für den mentalen Umgang mit Muskelkrankheiten, doch bedeutet das nicht, allein damit klarkommen zu müssen, sei es als direkt Betroffene oder als Angehörige. Es braucht Vertrauenspersonen, an die man sich bei psychischer Belastung wenden kann. Eine erste Anlaufstelle könnte der Hausarzt sein. Daneben kommen aber auch beispielsweise Psychologinnen, Psychotherapeutinnen, Seelsorgerinnen und Mental Coaches in Frage. Frühzeitiges Aufnehmen von Ängsten und Erarbeiten von Bewältigungsstrategien (englisch: coping) ist unabdingbar, um mentalem Stress entgegenzuwirken. Letztlich entscheidet der Kopf aufgrund von Erinnerungen und Erfahrungen, welche Strategie er in schwierigen Situationen wählt. Coping findet im Kopf statt.

Dieser Teil 2 soll veranschaulichen, wie sich mein persönliches Coping im Laufe des Lebens entwickelt hat. In erster Linie verstehen sich die folgenden Textpassagen wie einzelne Puzzleteile, die im letzten Kapitel zu einem mentalen Gesamtbild führen. Die Kapitel > *Junge Jahre,* > *Houston, we have a problem,* > *Eine andere Welt* und > *Fernab der Heimat* schildern Erlebnisse in verschiedenen Lebensphasen vor Ausbruch der Krankheit. Zwar sind diese Geschichten einzeln in sich abgeschlossen. Doch jede davon beeinflusste auf ihre Weise mein späteres Denken und Handeln. In > *Gelegenheiten wahrnehmen* und > *Spiritualität* geht es um Entscheidungen und Vorsätze sowie mein Weltbild. Schliesslich zeigen die letzten drei Kapitel > *Anfänge der Krankheit,* > *Einer dieser Tage* und > *Muskelkrank leben* mein Coping während der Krankheit. Willkommen also in meiner Welt.

Die Frage, inwieweit meine persönlichen Erfahrungen für andere Leute hilfreich sein können, sei mal offengelassen. Es liegt an den Leserinnen und Lesern zu entscheiden, ob und welchen Nutzen sie daraus ziehen wollen. All jene, die sich nicht dafür interessieren, möchten vielleicht direkt zum Teil 3 vorrücken. Dort wird es wieder sachlich, da es praktische Informationen rund um das Thema muskelkrank im Alltag gibt.

Junge Jahre

Meine Kindheit verlief grösstenteils unspektakulär und für Aussenstehende wohl eher uninteressant. Ich wuchs wohlbehütet in einer intakten Familie auf. Deshalb möchte ich niemandem zumuten, sich durch eine langweilige Biografie hindurchkämpfen zu müssen.

Es gibt jedoch einzelne Anekdoten, an die ich mich bis heute erinnere. Sie stellten Weichen für die Zukunft. Eine im Nachhinein eher amüsante Episode passierte im Vorschulalter. Sie markierte meine erste bewusste Bekanntschaft mit dem Würgereflex (> *S. 42*). Unsere Familie war bei einer Grosstante zum Essen eingeladen. Zum Nachtisch wurden Vermicelles aufgetischt, eine Süssspeise aus pürierten Marroni, die in der Form an Spaghetti erinnerte, ich aber noch nie zuvor gesehen hatte. Schockiert von diesem Anblick wies ich es zurück und gab zu verstehen, dass ich ganz sicher nicht solche braunen Würmer essen würde. Das wiederum stiess meinen Eltern sauer auf und sie reagierten auf diese Peinlichkeit mit ihrer ganzen Autorität. Sie zwangen mich, es trotzdem zu essen. Das ging nicht lange gut, da sich mein Körper mit jeder Faser dagegen sträubte. Der Würgereflex schlug gnadenlos zu. Immerhin schaffte ich es bis zur Toilette, bevor alles wieder hochkam. Der Versuch meiner Eltern sich durchzusetzen, endete damit in einer zweiten Peinlichkeit.

Mit dieser Lektion zeigte mir mein Körper, dass er sich nicht alles gefallen liess, wenn der Kopf nicht mitmachte. Gegen äussere Druckversuche gab es Mittel und Wege, sich zu wehren. Körper und Geist konnten nur gemeinsam erfolgreich sein. Nicht dass ich das in diesem Alter bereits so erkannte, aber ich wusste, mein Kopf hatte Recht und ich durfte seinem Urteil vertrauen. Als Konsequenz daraus ass ich nie mehr Vermicelles. Ich mochte zwar Marroni, jedoch nicht in Spaghetti-Form. Gut möglich, dass ich es heute ohne Magenrevolte schaffen würde, probiert habe ich es aber nicht.

In der Unterstufe der Primarschule schloss ich mich mit vier anderen Jungs zusammen. Wir bildeten eine verschworene Gemeinschaft und nannten uns Club der Fünflinge. Anlehnend an das Motto «liberté, égalité, fraternité» besassen wir keinen Anführer. Wir wollten in Gleichheit und Brüderlichkeit füreinander da sein. Als Treffpunkt diente eine kleine Holzhütte im Garten des einen Mitgliedes. Dorthin zogen wir uns zurück, um höchst geheime Pläne zu schmieden. An deren Inhalt kann ich mich jedoch beim besten Willen nicht mehr erinnern. Es ging sicher nicht darum, den Kapitalismus zu überwinden oder die Weltherrschaft zu übernehmen. Ich weiss aber, es beschäftigte uns enorm. Mindestens ebenso wichtig war jeweils auch der anschliessende feine Zvieri, der uns aufgetischt wurde.

Zu jener Zeit gehörte Bescheidenheit nicht unbedingt zu meinen Kernkompetenzen. Schon zu Beginn meiner Schulzeit merkte ich, dass mir das Lernen einfacher fiel als manch anderem. So verstand ich es, mich ab und zu als «Plauderi» oder Besserwisser in Szene zu setzen, weil ich es tatsächlich besser wusste. Der Schock sass jedoch tief, als mir meine Kollegen Fünflinge eröffneten, sie wollten so einen «Plöffer» (Angeber) wie mich nicht mehr in ihrem Club haben. So viel zum Thema Brüderlichkeit! Ich gelobte, mich zu ändern und bekam eine zweite Chance dabeizubleiben. Da ich lernfähig war, schaffte ich das auch und musste fortan nicht mehr mit solchen Problemen kämpfen. Ab diesem Zeitpunkt wurde ich vorsichtiger, was ich von mir gab, und beobachtete mein Umfeld viel genauer. «Erst Gehirn einschalten, dann sprechen», lautete die Devise.

Jahre später, während meiner kaufmännischen Lehre, kam ich zu einer weiteren Erkenntnis, die mich prägen würde. Natürlich war mir klar, dass der Beruf im Büro einer Unfallversicherung in Sachen Action und Abenteuer nur beschränkt mithalten konnte mit anderen Jobs wie Sprengmeister oder Stuntman. Trotzdem erschreckte es mich, als ich dort auf Mitarbeitende traf, die über 30 Jahre lang nichts anderes machten, als Versicherungsprämien einzutreiben. Deren einzige Perspektive bestand darin, die Jahre, Monate und Tage bis zur Pension herunterzuzählen. So wollte ich niemals enden. Das Leben musste mehr zu bieten haben und konnte doch nicht dermassen langweilig sein. Ich beschloss, mir bietende Chancen wahrzunehmen und das Leben zu «er-leben».

In meiner Jugendzeit hörte ich gerne Lieder des italienischen Sängers Edoardo Bennato. Eine Ballade, die mich jahrelang durch viele Hochs und Tiefs begleitete, heisst «Un giorno credi»[6]. Sie handelt davon, sich von Rückschlägen nicht entmutigen zu lassen und sich mit ganzer Kraft dem Leben zu stellen, auch wenn es schwierig wird. Das nahm ich mir vor, selbst wenn ich wieder bei null anfangen müsste. Schon damals schwor ich mir, dass ich nicht zur Absurdität werden wollte, wie im Text. Ich würde mich nicht über die Ungerechtigkeiten des Lebens beklagen, egal welche Praline ich aus der Schachtel des Lebens bekäme. Wenn immer möglich, wollte ich versuchen, Gelegenheiten wahrzunehmen. Dann gäbe es nichts nachzutrauern, wenn ich alt und morsch bin. Diese Philosophie hielt sich im Grundsatz durchwegs bis heute.

---

6 Patrizio Trampetti, 1973

Gelegenheiten wahrnehmen

Gelegenheiten wahrnehmen heisst im Grunde, sich für etwas zu entscheiden. Zeitlebens sehen wir uns regelmässig vor Entscheidungen gestellt, welche die eigene Zukunft beeinflussen. In der Kinder- und Jugendzeit fragen wir uns: welche Schule, welches Musikinstrument, welche Sportart oder welche Ausbildung? Auch später im Leben stehen wir öfters an einem Scheideweg und müssen entscheiden: «Wie weiter? Welche Richtung schlage ich ein?» Wir wägen ab, hören unter Umständen auf unser Bauchgefühl, legen uns fest und hoffen, dass es gut herauskommt. Wohin der andere Weg geführt hätte, bleibt uns oft verborgen.

Im Grossen und Ganzen halte ich es wie von der unvergessenen Édith Piaf im Jahr 1960 gesungen: «Non, je ne regrette rien»[7] (Nein, ich bereue nichts). Ich bin bis jetzt absolut zufrieden mit meinem bisherigen Lebensweg. Im Alter von 22 Jahren nahm ich mir vor, mit dem Rucksack die Welt zu entdecken. Unter keinen Umständen wollte ich jahrzehntelang in einem Büro versauern. Einerseits interessierten mich fremde Kulturen, andererseits erhoffte ich, meine Sprachkenntnisse zu festigen. Es entbehrt nicht einer gewissen Ironie, dass mein erstes Ziel Australien hiess. Abgesehen von den Ureinwohnern bot das Land weder kulturell noch sprachlich Herausragendes. Aber egal. Ich war jung, gesund und unabhängig. Der Zeitpunkt für dieses Vorhaben konnte nicht besser sein. Komfort oder Luxus brauchte ich keinen. Erst viele

---

7 Dumont, 1960

Jahre später wusste ich meinen Entscheid richtig zu würdigen. Muskelkrank im Rollstuhl sitzend wäre sowas heute ungleich schwieriger. Nein, ich bereute diesen Entschluss nicht und durfte viele wertvolle Erfahrungen sammeln.

Rückblickend sehe ich meine ausgedehnten Reisen als eine vorzügliche Lebensschule an. Allein in einem fremden Land blieb mir nichts anderes übrig, als mich zu organisieren. Ich musste stets nach Möglichkeiten suchen, die Reise mit den beschränkten finanziellen Mitteln so lange wie möglich fortzusetzen. Einzig ich selbst war verantwortlich für Erfolg oder Misserfolg dieses Projektes. Die vielen Erlebnisse eröffneten mir Sichtweisen aus anderen Blickwinkeln. Aus der Ferne betrachtend kamen mir die Probleme in der Schweiz oft fremd vor. Ich wünschte mir manchmal von meinem Heimatland weniger reklamieren auf hohem Niveau. Vielen Leuten war offenbar nicht bewusst, in welch privilegierter Stellung sie sich befanden. Wieso nicht weltoffener sein und ohne die ständige Angst, den Wohlstand zu verlieren?

Ich packte also die Gelegenheit. Zwischen dem 23. und dem 29. Lebensjahr lebte ich auf drei langen Reisen für insgesamt 3½ Jahre aus dem Rucksack. Eine berufliche Karriere interessierte mich damals nicht. In die Schweiz kam ich jeweils zurück, wenn das Geld knapp wurde. Während all der Jahre lernte ich viele interessante Leute kennen, die einen bleibenden Eindruck hinterliessen. Sogar an einige für mich langweilige Personen erinnere ich mich gerne zurück. Sie zeigten mir Charakterzüge auf, die ich bei mir vermeiden wollte. Offen und unvoreingenommen ergaben sich die besten Kontakte. Faktoren wie Herkunft, Hautfarbe, Religion oder sexuelle Orientierung spielten absolut keine Rolle. Viel wichtiger war, ob man einen guten Draht zueinander fand.

Während dieser Lehr- und Wanderjahre nahm ich mir zwei Grundsätze zu Herzen: Erstens nach vorne schauen und zweitens den gleichen Fehler, wenn möglich, nicht nochmals machen. Ein Lamentieren wie: «Oh, hätte ich doch...» oder: «Wenn ich gewusst hätte, dass...» wollte ich vermeiden. Stattdessen sagte ich mir: «Es war meine Entscheidung. Ich traf sie aufgrund der damals vorhandenen Informationen. Wenn es schief ging, muss ich damit leben. Vergangenes kann ich sowieso nicht mehr rückgängig machen. Also abhaken und weiter.» Vorwärts zu schauen prägte mich stark, auch bei Schicksalsschlägen und Umständen, die nicht durch mein Zutun entstanden waren. Bei einem solch konsequenten Denken blieben dafür ab und zu die Emotionen auf der Strecke, was schlecht ankam. Mehrmals wurde mir mangelndes Einfühlungsvermögen vorgeworfen.

Als weiteren Vorsatz nahm ich mir vor, nicht in Ausreden zu flüchten, wenn die Dinge unangenehm wurden. Wie einfach wäre es doch zu sagen: «Ich stand 10 Minuten im Stau und habe daher den Flug verpasst». Das müsste richtigerweise heissen: «Ich habe zu wenig Zeit eingeplant». Statt zu konstatieren: «Das hat mir niemand gesagt», wäre treffender: «Ich habe mich zu wenig informiert». Alles eine Frage der Charakterstärke und Integrität. Daran wollte ich arbeiten. Die Devise, jegliche Schuld von sich zu weisen, scheint inzwischen aber salonfähig geworden zu sein. Sie hindert einen nicht daran, Karriere zu machen oder sogar zum Präsidenten eines Staates gewählt zu werden. Im Gegenteil.

Gelegenheiten wahrzunehmen und zu entscheiden, hiess auch, Risiken einzugehen. Ein mögliches Scheitern gehörte miteinberechnet. Ich nahm mir vor, Gelungenes zu geniessen und aus den schlechten Erfahrungen zu lernen. Wenn ich alt bin, würde ich mit Genugtuung auf all die genutzten Gelegenheiten in meinem Leben zurückblicken. Ob sie schliesslich erfolgreich waren oder nicht, spielt keine Rolle, denn ich habe sie wahrgenommen. Das allein zählt.

Houston, we have a problem[8]

Aus Fehlern lernt man. Niederlagen oder Fehlschläge bringen eine Person charakterlich weiter. Diese oft gehörten Weisheiten stimmen zweifellos, doch auch Erfolge bilden den Charakter. Bei der folgenden Geschichte spielten Faktoren, wie Zusammenhalt, Gelassenheit, Improvisationsvermögen und eine gehörige Portion Humor die entscheidenden Rollen. Alles Eigenschaften, die mir auch später im Leben helfen sollten, Situationen zu meistern.

Jürg, ein Freund von mir aus der Jugendzeit, liebt das Fliegen. Er besass eine Zeit lang den Privatpilotenschein und ich begleitete ihn gelegentlich, wenn er seine obligatorischen Flugstunden absolvierte. Meistens starteten wir vom Flugplatz Altenrhein am Bodensee aus mit einer kleinen, 4-plätzigen Propellermaschine zu wundervollen Alpenrundflügen.

Im Frühjahr 1990 verbrachte Jürg ein paar Monate in San Diego, Kalifornien, um sein Englisch aufzubessern. Das genügte mir als Anlass, ihn im März kurz zu besuchen. Während dieser Zeit nutzte er die Gelegenheit, zusätzliche Flugstunden zu sammeln. Vom kleinen Montgomery-Gibbs-Airport unternahm er einige Rundflüge zusammen mit einem Fluglehrer, um sich an die Verhältnisse zu gewöhnen. Alles schien bereit, das Kleinflugzeug für zwei Tage zu mieten und nach Las Vegas zu fliegen. Nur kurz in die Glitzerwelt eintauchen, übernachten und wieder zurück. Das

8 Grazer, Orleans, Hallowell & Bostick, 1995

Wetter war stabil. Was konnte da schon schiefgehen? Wie sich später herausstellen sollte: einiges.

Salt Lake City?

Am 13. März 1990 machten wir uns daran, diesen Plan umzusetzen. Mit dabei waren Jürgs Schwester und ein Arbeitskollege von mir, der zufälligerweise zur gleichen Zeit in San Diego weilte. Platz für Gepäck gab es in der kleinen, einmotorigen Piper Cherokee praktisch keinen. Darum nahmen wir alle bloss einen kleinen Rucksack mit. Viel mehr als eine Zahnbürste brauchten wir sowieso nicht.

Der Start verlief problemlos. Jürg sass als Pilot vorne links, ich daneben und unsere beiden Passagiere nahmen auf dem Rücksitz Platz. Nach rund 90 Minuten ruhiger Flugzeit mitten durch die Wüste näherten wir uns der Grenze zu Nevada. Innert kurzer Zeit war es mit der Ruhe jedoch vorbei. Vor uns näherte sich eine Wolkenfront mit starken Winden, die unser kleines Flugzeug gehörig durchschüttelten. Das kam insofern überraschend, als wir doch vor Abflug die Wetterkarten studiert hatten. Der Störung auszuweichen, ging nicht. Dafür war sie zu gross. Zudem verspürte Jürg in diesem Moment den Druck seiner Blase, welcher innert Minuten zunahm. Umkehren und nach San Diego zurückkehren hätte Jürgs Blase vermutlich permanent geschädigt. Somit entschieden wir, zu landen. Wo aber sollte das möglich sein? Unter uns gab es nur einen ausgetrockneten Salzsee.

Wir reduzierten die Flughöhe, um die Oberfläche begutachten zu können. Der Salzsee erstreckte sich in alle Richtungen kilometerweit. Platz war genug vorhanden. Es gab sogar Reifenspuren. Der Boden hielt demnach Fahrzeuge aus. Konnten wir uns darauf verlassen? Oder würden wir zu stark einsinken und damit zumindest eine Bruchlandung, wenn nicht eine Katastrophe produzieren? Trotz grossem Geschrei aus dem Rücksitz beschlossen wir, es zu wagen. Obwohl wir nur schätzen konnten, woher der

Wind blies, landeten wir problemlos auf der harten Oberfläche des Salzsees mitten in der Wüste.

Zuerst durchatmen, die Blase entleeren und die Situation analysieren. Den Flug nach Las Vegas fortzusetzen, kam nicht in Frage. Die sich nähernde Wetterfront versperrte uns den Weg. Nach kurzem Überlegen entschieden wir uns, zurück nach San Diego zu fliegen. Der Startversuch missriet aber völlig. Auf bereits zehn Metern über Grund begannen starke Winde das Kleinflugzeug heftig durchzuschütteln. Es gab keine andere Option, als abzubrechen und auf den Boden zurückzukehren. Was nun?

Am fernen Ende des Salzsees verlief der Interstate Highway 15 zwischen Kalifornien und Nevada. Dort an der Staatsgrenze stand zu jener Zeit nur ein einzelnes Casino, umgeben von Wüste. Wir rollten in diese Richtung und parkierten unser Gefährt in Gehdistanz zu dessen Parkplatz. Dadurch erhofften wir uns, nicht zu viel Aufmerksamkeit zu erregen. Allerdings spielten wir auch mit dem Gedanken, die Betreiberin auf das Fehlen von geeigneten Parkfeldern für Kleinflugzeuge hinzuweisen. Nein, besser doch nicht.

Im Casino erfrischten wir uns und suchten nach einem öffentlichen Telefon, um unsere Basis in San Diego zu informieren. Mobiltelefonnetz und Internet gab es dannzumal noch nicht. Zum Glück erreichten wir jemand, bevor ein Suchtrupp nach uns losgeschickt wurde. Ich bin mir aber sicher, dass der Herr am anderen Ende der Leitung während des Telefonats ein paar Mal leer schluckte. Wir mussten ihm mehrmals erklären, dass wir nicht in Salt Lake City, sondern auf einem Salt Lake gelandet waren.

Was als Nächstes tun? Wir lenkten uns an den Geldspielautomaten ab und hofften auf besseres Wetter für einen erneuten Startversuch. Unsere beiden Mitfliegenden verzichteten jedoch darauf, weiterzufliegen. Höflich, aber bestimmt liessen sie uns wissen, dass sie unseren Ausflug zwar sehr genossen hätten. Sie würden aber nie und nimmer mehr auch nur einen Fuss in diese dem Untergang geweihte Kiste setzen. Sie nähmen den Bus nach Las Vegas. Für mich aber stand es nicht zur Diskussion, Jürg allein fliegen zu lassen. Wir verabschiedeten uns von den beiden mit einem «See you in Vegas» und unternahmen einen weiteren Anlauf, das Ding in die Luft zu bekommen. Dieser scheiterte jedoch unerwartet früh.

Als wir probierten, den Motor zu starten, passierte nämlich nichts: Totenstille! Nicht ein einziges kleines Zahnrädchen in dieser Maschine bewegte sich. Somit war klar, dass wir alle den Bus nach Las Vegas nehmen würden. Wir versuchten noch kurzfristig einen Mechaniker zu finden, der ein Auge auf unser Flugzeug werfen könnte. Freilich erfolglos. Nach einem weiteren Anruf in San Diego nahmen wir den letzten Bus des Tages nach Las Vegas und liessen das Ding in der Wüste zurück.

Yeah, and I am the President of the United States

In Las Vegas checkten wir in einem kleinen Motel ein und waren uns einig, erstmal darüber zu schlafen. Partylaune kam bei niemandem von uns auf. Das würden wir noch nachholen. Jürg und ich planten, am nächsten Tag mit dem Bus zurückzufahren, um das Problem mit dem defekten Flugzeug anzugehen. Wie würden wir es reparieren? Keine Ahnung. Wir sind keine Flugzeugmechaniker. Die beiden anderen flögen mit einem regulären Linienflug zurück nach San Diego. Im Idealfall sähen wir uns morgen Abend zu Hause wieder.

So weit, so gut. Wir kalkulierten jedoch nicht ein, dass die Busse auf dieser Strecke nur morgens und abends fuhren. Es gab keine Verbindungen zur kalifornischen Staatsgrenze während des Tages. Das merkten wir am folgenden Morgen aber erst zu spät, um noch den letzten Früh-Bus zu erreichen. Wie also sollten wir die rund 70 km zurücklegen? Ein Taxi brachte uns an eine Tankstelle am Stadtrand von Las Vegas. Dort baten wir Leute um eine Mitfahrgelegenheit in die gewünschte Richtung.

Man stelle sich die Szene bildlich vor. Zwei unrasierte, junge Typen mit in der Zwischenzeit leicht verdreckten Kleidern und fremden Akzent sprechen Leute beim Tanken an. Sie suchen Jemanden, der mit ihnen in die Wüste fährt, da dort ihr defektes Flugzeug parkiert sei. Kurz gesagt: Glaubwürdigkeit gleich Null. Wir sahen buchstäblich das blanke Entsetzen in den Augen der Leute. Kommentare wie: «Yeah, and I am the President of the United States!» waren noch von der milderen Sorte. Spätestens als der Tankstellenbesitzer uns vertrieb, weil sich Leute über uns beschwerten, sahen wir ein, wie hoffnungslos dieses Unterfangen war. Immerhin liess er sich erweichen, uns ein Taxi zu bestellen.

Das Taxi sollte uns zu einer Mietwagenfirma bringen. Wir würden ein Auto mieten und damit zu unserem Flugzeug fahren. Falls die Reparatur gelänge, würde Jürg allein nach San Diego fliegen und ich das Auto zurückführen. Das erschien uns doch als ein vielversprechender Plan. Während der Taxifahrt rechneten wir kurz die zu erwartenden Kosten für den Mietwagen aus. Spontan fragten wir den Fahrer, wieviel er für eine Fahrt zum Casino an der Staatsgrenze verlangen würde. 60 Dollar? Deal!

Es ging auf Mitte Nachmittag zu, als wir mit dem Taxi beim Casino ankamen. Damit zum nächsten Problem: die Reparatur des Flugzeugs. In einer kleinen Werkstatt neben dem Casino fanden wir einen Mechaniker, der sich bereit erklärte, die Sache anzuschauen. Schnell stellte sich heraus, dass sich lediglich die Batterie entladen hatte. Bestimmt hatte der Mechaniker noch nie zuvor eine Flugzeugbatterie mit dem Auto überbrückt, aber es funktionierte.

Jetzt nur den Motor nicht mehr abstellen. Noch einmal informierten wir telefonisch San Diego und los ging's, ab in die Luft. Da bald die Abenddämmerung einsetzte, vereinbarten wir, heute zunächst nach Las Vegas zu fliegen. Die Heimbasis erlaubte uns, das Flugzeug erst am folgenden Tag zurückzubringen. Das Wetter spielte auch mit. Keine Wetterfront störte uns heute während des 20-minütigen Fluges. Jürg überliess mir das Funken und instruierte mich kurz, was ich zu sagen hätte. Leicht nervös ersuchte ich für unsere Cherokee-two-one-seven-one-delta den Flughafen Las Vegas um Landeerlaubnis. Auf unsere Anfrage hin eskortierte uns nach der Landung ein Follow-me-Wagen zur richtigen Parkposition. Das ultimative VIP-Feeling.

Für unsere zweite Nacht in Las Vegas nahmen wir uns vor, ein besseres Hotel als am Vortag zu suchen. Da gab es doch dieses erst vor Kurzem eröffnete Luxushotel am South Las Vegas Boulevard. Wie war doch gleich der Name? Richtig: The Mirage. Geld spielte in diesem Moment nicht mehr so eine Rolle. Abgekämpft, verschmutzt und den ganzen Tag ohne Essen fühlten wir, dass wir das verdient hätten. Nach einer Dusche und dem Besuch am All-You-Can-Eat-Buffet erwachten die Lebensgeister wieder. Kein Vergleich zu früher am Tag, als wir noch mit Schimpf und Schande von der Tankstelle vertrieben worden waren.

Keep the change

Das Schlussbouquet sollte aber noch folgen. Nach einer erholsamen Nacht standen wir früh auf und machten uns auf den Weg zurück. Den Taxifahrer wiesen wir an, uns zu einem bestimmten Terminal am Flughafen zu bringen. Beiläufig fragte er uns, wohin wir denn fliegen würden. Wahrheitsgemäss antworteten wir: «San Diego». Darauf runzelte er die Stirn und meinte, von diesem Terminal gäbe es aber keine Flüge nach San Diego. Ich lächelte und erwiderte: «Ach wissen Sie, wir sind mit unserem eigenen Flugzeug hier.» Seine Reaktion: unbezahlbar! Ihm war nicht entgangen, dass wir immer noch in den gleichen dreckigen Kleidern steckten, aber im teuersten Hotel logiert hatten. Er lachte lauthals und glaubte ernsthaft, zwei Millionäre im Taxi zu haben, die sich nicht um ihr Aussehen scherten. Wir liessen ihn in dem Glauben, gaben ihm ein grosszügiges Trinkgeld und schickten noch ein lässiges: «Keep the change» hinterher.

Prächtiges Flugwetter kündigte sich an. Stahlblauer Himmel, keine Wetterfronten. Es herrschten ideale Bedingungen für unseren Rückflug. Am Getränkeautomaten besorgten wir uns noch ein paar Büchsen Cola für den Durst unterwegs. Die kleine Unsicherheit, ob die Batterie Probleme bereiten würde, verflog schnell. Der Motor sprang an, wie wenn nie was gewesen wäre. Im Nu stiegen wir in die Luft.

Auf halbem Weg begann sich aber Jürgs Blase erneut zu melden. Das konnte nicht sein, nicht schon wieder! Wir beide hatten doch kurz vor Abflug noch das WC aufgesucht und seitdem nichts mehr getrunken. Aber dieses Mal würden wir nicht landen, koste es was es wolle. Das Gelände unter uns liesse sowas ohnehin nicht zu. Mit schmerzverzerrtem Gesicht und allergrösster Mühe konnte Jürg noch stammeln: «Halt das Steuer!» Er packte eine Cola-Dose, öffnete sie und leerte sie durch das geöffnete Fenster aus. Dann urinierte er in die Dose zwischen seinen Beinen, was mehr schlecht als recht gelang. Ich lachte bei diesem Anblick solche Tränen, dass ich kaum das Flugzeug gerade halten konnte. Das Schlussbouquet.

Zurück in San Diego suchte Jürg zuerst eine Toilette auf, um sich zu säubern. An diesem Abend feierten wir alle wiedervereint diese letzten drei Tage. Sie hatten in kurzer Folge so viele Hochs und Tiefs gebracht, wie selten zuvor.

Die hier geschilderten Erlebnisse hinterliessen einen bleibenden Eindruck. Sie gaben mir das Gefühl und die Zuversicht, dass mit guter Teamarbeit auch schwierige Probleme lösbar waren. Fortan sah ich in Hindernissen in erster Linie nicht Barrieren, sondern Herausforderungen. Es galt, Wege zu suchen, sie zu überwinden und damit klarzukommen, so auch später bei meiner Muskelkrankheit. Dazu gehörte aber die Bereitschaft, nicht sofort aufzugeben, flexibel zu sein und nicht zuletzt eine Prise Humor. Natürlich wäre es damals nach unserer Notlandung das Naheliegendste gewesen, das Flugzeug stehen zu lassen. Ein Flugzeugmechaniker hätte es später abholen können. Doch unser Weigern, allzu schnell die Flinte ins Korn zu werfen, bescherte uns unvergessene Erinnerungen.

Der Schlusspunkt zu dieser Geschichte ereignete sich viele Jahre später an Jürgs Hochzeitsfeier. Die Gäste wurden gebeten, einen Gegenstand mitzubringen, der eine Verbindung zu Braut oder Bräutigam darstellte. Ich musste nicht lange überlegen. Ich brachte eine leere Cola-Dose mit.

Eine andere Welt

Die intensivsten Wochen meines bisherigen Lebens erlebte ich im November und Dezember 1990. Zu zweit beabsichtigten wir, auf einer Trekking-Tour durch das Gebiet beim Mount Everest in Nepal zu wandern. Unser Stolz liess es nicht zu, an einer organisierten Tour mitzumachen. Nein, wir wollten das allein, ohne Hilfe von Sherpas und Lastentieren durchziehen. Damit blieben wir flexibel in der Wahl unserer Route und dem Tempo. Das Gebiet schien nicht kompliziert, verirren eher unvorstellbar. Überall am Weg gab es kleine Lodges, wo wir für wenig Geld eine Matratze zum Schlafen und eine Mahlzeit bekommen konnten. Kletterkenntnisse waren keine nötig. Gute Ausdauer und funktionelle Kleidung genügten als Voraussetzungen. Kleider liessen sich vorher kaufen, die Schuhe einlaufen und die körperliche Fitness antrainieren. Alles eine Frage der Vorbereitung. War dem nicht so?

Ja und nein. Wir erlebten fantastische Wochen und ich bin glücklich, was wir geleistet haben. Während der Tour stiess ich aber sowohl körperlich als auch mental an meine Grenzen. Grenzerfahrungen können bewirken, dass sich Sichtweisen ändern und sich frühere Alltagssorgen relativieren. Das traf für mich definitiv zu.

Unsere Reise begann in Kathmandu, der Hauptstadt von Nepal. Einige Tage dort reichten, uns zu akklimatisieren und letzte Einzelheiten zu organisieren. Wir holten unser Trekking-Permit, die Bewilligung zu wandern, und buchten den Flug ins Everest-Gebiet nach Lukla. Peinlichst genau kontrollierten wir unsere

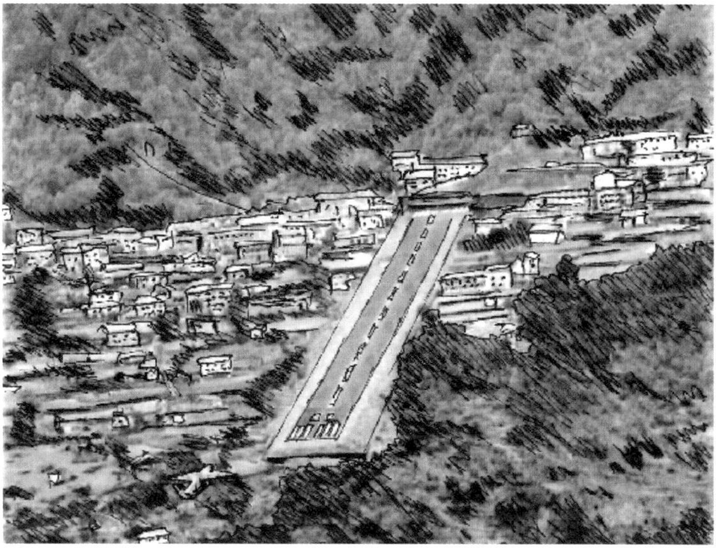

Abbildung 17:
Flugplatz Lukla

Ausrüstung und überprüften jedes Gramm im Rucksack auf die absolute Notwendigkeit. Was wir nicht brauchten, deponierten wir in der Lodge in Kathmandu für die Zeit nach der Rückkehr. Auf dem Markt erstand ich ein kleines Notizbüchlein mit dünnem Pergamentpapier, das mir als Tagebuch dienen würde. Nachfolgend finden sich Auszüge daraus, ergänzt mit Zusatzinformationen.

14.11.90 · Tag 1
Lukla – Phakding

Jetzt sind wir endlich unterwegs, nach monatelangem Planen, zu Fuss mitten im Himalaya. Es begann überaus spektakulär. Ein Kleinflugzeug mit ca. zwanzig Personen brachte uns von Kathmandu nach Lukla, dem Ausgangspunkt für viele Wanderer und

Bergsteiger. Lukla gilt nicht von ungefähr als einer der gefährlichsten Flugplätze der Welt. Leider gab es hier schon mehrere Unfälle. Die kurze und leicht abfallende Piste für Starts und Landungen liegt auf einer Terrasse auf 2860 m über Meer. Auf der einen Seite grenzt die Rollbahn an eine Schlucht ins Niemandsland hinunter, auf der anderen Seite an eine Felswand. Landungen erfolgen immer in Richtung Felswand, Starts in Richtung Schlucht, egal woher der Wind weht. Durchstarten beim Landen geht nicht, ebenso wenig ein Startabbruch. Das muss jeweils zu 100 % funktionieren, sonst gibt's Probleme. Kurz nach unserer Ankunft beobachteten wir den Start eines Flugzeugs. Es positionierte sich an der Felswand und liess die Motoren auf vollem Schub laufen. Dann erst löste es die Bremsen und düste die Piste hinunter, hinaus ins Leere. Muss man gesehen haben. Es erinnerte mich an den Start eines Deltaseglers.

Beim Gang durchs Dorf boten uns an allen Ecken Träger, Guides und Tour-Organisatoren ihre Dienste an. Diese lehnten wir alle höflich ab. Mein Rucksack wiegt knapp 12 kg. Das müsste doch ohne Träger zu schaffen sein. Bis nach Phakding nahmen wir es gemütlich. Der Marsch dauerte ca. 2¾ Stunden, mehrheitlich abwärts bis auf 2600 m. Ein gutes Warmlaufen.

18.11.90 · Tag 5
Tengboche – Dingboche

Ich merke, wie ich generell schlecht schlafe. Ab und zu treten Kopfschmerzen auf, typische Symptome in der Höhe. Deshalb schalteten wir vorgestern einen Ruhetag ein in Namche Bazar, dem Hauptort der Region. Dort nervten mich aber die vielen Touristen. Ich bin mir vorgekommen, wie auf der Bahnhofstrasse in Zürich. Man könnte meinen, ein solches Trekking sei für jedermann nur ein Klacks. Oder liegt es an mir und bin ich so asozial geworden?

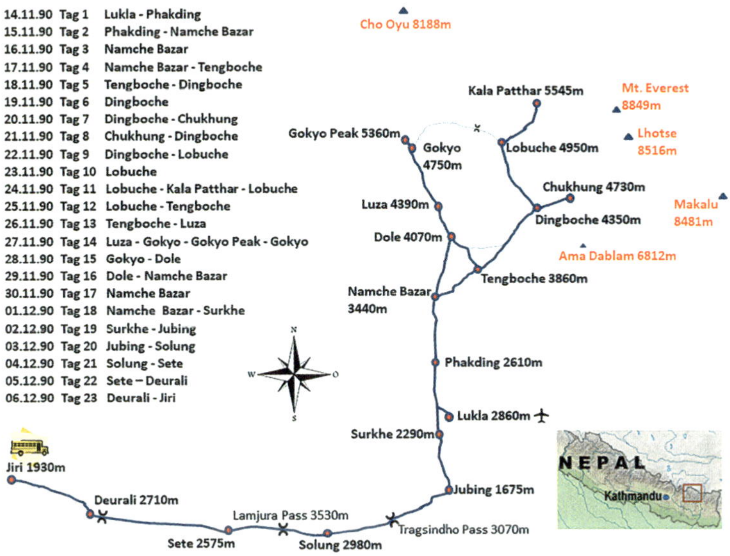

Abbildung 18:
Trek und Karte Nepal
(NordNordWest, 2018)

Das Wandern geht recht gut. Obwohl wir zu zweit unterwegs sind, laufen wir nicht nebeneinander und quatschen. Die schmalen Pfade würden das auch nicht zulassen. Beide haben viel Zeit, über Gott und die Welt nachzudenken. Zeitweise bewege ich mich fast wie in einem Trancezustand und studiere an einem kleinen Büchlein herum, das ich auf dem Markt in Kathmandu gekauft habe. Es heisst «Mister God, This Is Anna». Viel Stoff zum Nachdenken. Sehr zu empfehlen.

Während der ganzen heutigen Etappe sahen wir den fantastischen Berg Ama Dablam zu unserer Rechten. Wie ein riesiger Zahn ragt der 6812 m hohe Gipfel in den Himmel. Ama steht in Sanskrit für Mutter und Dablam für Halskette. Der riesige Gletscher hängt wie eine Halskette am Hals der Mutter. Ein Prachtexemplar von Berg. Daneben können unsere Berge zu Hause in Graubünden einpacken, obwohl die auch 4000 m hoch sind. Dass aber die Zürcher ihren Uetliberg auch Berg nennen, ist eine Frechheit.

21.11.90 · Tag 8
Chukhung – Dingboche

Oh Gott, was für ein Desaster. der schlimmste Tag bisher. Ich litt am Morgen an einer Magen-Darm-Verstimmung, die mich kurzzeitig an meine Grenzen brachte. Auslöser war wahrscheinlich schlechtes Öl, das für Bratkartoffeln benutzt wurde. Von den anwesenden Gästen war ich der Einzige, der davon gegessen hatte und somit auch der Einzige, der dafür büsste. Ohne zu stark ins Detail gehen zu wollen – auf einer Höhe von 4700 m über dem Meeresspiegel möchte man nicht mit solchen Problemen kämpfen. Die körperlichen Herausforderungen waren nur das eine. Ebenso schlimm wog für mich, dass ich damit der Hüttenwirtin zusätzlichen Aufwand bescherte. Wer hier oben lebt, nimmt ohnehin viele Entbehrungen in Kauf. War es wirklich nötig, dass ich als verwöhnter Schweizer ihre Arbeit zusätzlich erschwerte?

In Dingboche wusch ich meine Kleider und gönnte mir eine Dose Cola. Ursprünglich hatten wir uns vorgenommen, während der ganzen Tour konsequent auf Dosengetränke zu verzichten. Diese müssen jeweils mühsam in tagelangen Märschen hierhergeschleppt und als Abfall wieder entsorgt werden. Heute musste ich diesen Vorsatz brechen. Den restlichen Tag erholte ich mich, um fit für die nächsten Etappen zu werden.

24.11.90 · Tag 11
Lobuche – Kala Patthar – Lobuche

Ich bin grösstenteils auskuriert. Allerdings traue ich meinem Verdauungsapparat noch nicht so ganz. Gestern ass ich einen Pfannkuchen. Allerdings wagte ich nur, ein Stück vom Rand anzuknabbern. Vielleicht bildete ich es mir nur ein, aber ich fühlte mich danach etwas unwohl.

Hier oben auf 4900 m war Schlafen herausfordernd. Mein Schlafsack wärmte zwar genug, aber die dünne und trockene Luft machte mir zu schaffen. Zudem verstopfte sich meine Nase leicht wegen einer kleinen Erkältung. Das hiess einerseits erneut vermehrt Kopfschmerzen und andererseits Atemnot bei geschlossenem Mund. Der spärliche Sauerstoff, den ich durch ein Nasenloch aufnahm, reichte nicht. Ich versuchte, mit offenem Mund zu schlafen. Dadurch trocknete sich jedoch innert kürzester Zeit die ganze Mundhöhle aus. Es fühlte sich an, wie Gips im Mund. Unnötig zu sagen, dass ich wenig schlief und ich daher am Morgen erschöpft aufstand.

Beim Aufbruch Richtung höchster Punkt der Reise wusste ich noch nicht, ob ich es bis ganz nach oben schaffen würde. Gestern Nachmittag wurde eine Frau in die Lodge gebracht, die höhenkrank zusammengebrochen war. Nicht sehr ermutigend. Trotzdem ging es gut vorwärts und wir schafften es tatsächlich zur Spitze auf 5545 m. Phasenweise lief ich nahe am Limit, ganz oben verspürte ich jedoch keine Beschwerden mehr. Schnee lag keiner, aber es blies ein bitterkalter Wind. Ich zog alle Kleider an, die ich besass, vermummt bis zur Unkenntlichkeit.

Zuoberst auf dem Kala Patthar überwältigten mich kurz meine Emotionen. Es war schlichtweg magisch. Wolken und Nebelschwaden schienen durch meinen Körper hindurchzufliessen. Vor mir, zum Greifen nah, der Mount Everest. Eine wahrlich mystische Stimmung, wenn nicht der kräftige, eisige Wind gewesen wäre. Daher verzichteten wir auf ein Picknick. Noch ein paar Fotos und dann zurück Richtung Lobuche.

26.11.90 · Tag 13
Tengboche – Luza

In Lobuche spielten wir noch mit dem Gedanken, direkt nach Gokyo zu wandern. Das hätte einen mindestens 9 Stunden langen Marsch über den schneebedeckten 5420 Meter hohen Cho-La Pass bedeutet. Das Risiko schien uns aber zu gross, zumal wir für das Wandern im Schnee nicht genügend ausgerüstet waren. Die Alternativroute führte in einer langen Schleife um die ganze Gebirgskette herum. Folglich ging's gestern zurück das Tal hinunter. Das Ziel hiess, uns immer schön rechts zu halten, um später direkt ins Tal nach Gokyo zu stechen. Leider ging das schief und wir landeten nach einem langen Tag zurück in Tengboche, d. h. auf der linken Talseite.

Heute Morgen erkundigten wir uns beim Hüttenwart nach dem kürzesten Weg nach Gokyo. Er zeigte uns den tatsächlich kürzesten, aber gleichzeitig auch den härtesten Weg: die Direttissima. Hinter dem Kloster Tengboche ging's durch den Wald geschätzte 400 Höhenmeter hinunter zum Talboden. Wir überquerten den Fluss und stiegen mindestens gleich viele Meter wieder hoch nach Phortse, dem Eingangsort ins Tal nach Gokyo. Hätten wir gestern nicht die Abzweigung verpasst, müssten wir heute diese Zusatzschlaufe nicht machen. Kurze Pause. Danach begann das gleiche Spiel von vorne. Erneut mussten wir die Talseite wechseln. Das hiess nochmals hunderte Höhenmeter hinunter zum Bach und auf der anderen Seite wieder hoch nach Luza auf 4300 Metern. Damit waren wir restlos bedient. Heute haben wir insgesamt gefühlte 2000 Höhenmeter in den Beinen.

Gestern fragten wir uns, ob es noch reicht, vor Wintereinbruch nach Gokyo zu kommen. Das stabile Wetter dauert üblicherweise nach Ende des Monsunregens im September bis Mitte November. Wir sind spät dran, aber bis jetzt gab es noch keinen Schnee. Also wagen wir es.

27.11.90 · Tag 14
Luza – Gokyo – Gokyo Peak – Gokyo

Mein Rucksack wird langsam leichter. Von zu Hause nahm ich zwei Packungen Birchermüesli mit, dazu einen Beutel Milchpulver und ein grosses Stück Bündnerfleisch, vakuumverpackt. Das Müesli mit Milch diente mir jeweils als Powerfrühstück, das Trockenfleisch als Zusatz zum Abendessen oder als Zwischenverpflegung. Alles geht langsam zur Neige.

Gokyo mit den drei türkis-blauen Seen ist der absolute Hammer und entschädigt uns für all unsere Mühen. Wir deponierten einigen Ballast in der Lodge und stiegen in 90 Minuten zum Gokyo Peak auf. Den Ausblick von oben und den Sonnenuntergang kosteten wir richtig aus. Zudem blies der Wind viel weniger bösartig als noch auf dem Kala Patthar. Rundherum reihten sich vier 8000er Berge auf: Cho Oyu, Mount Everest, daneben Lhotse und am Horizont der Makalu. Ich stand fast 1000 Meter über dem höchsten Punkt der Schweiz, wurde aber umrahmt von Giganten, die noch 3000 Meter höher ragten. Diese strahlten eine majestätische Ruhe aus und liessen mich spüren, wie klein ich war. Der letzte Sonnenstrahl des Tages gehörte schliesslich dem Mount Everest. Dieser Ort hier stellte alles Bisherige in den Schatten und ich werde mich ein Leben lang an ihn erinnern. Im fahlen Mondlicht hetzten wir den Berg hinunter zurück zur Lodge, wo uns eine heisse Suppe erwartete.

Die Frau von der Lodge war überaus nett, aber sie tat mir ausserordentlich leid. Ein schwerer Husten und eine mögliche Bronchitis plagten sie und ihren zweijährigen Sohn seit zehn Tagen. Medikamente oder einen ärztlichen Dienst gibt es hier oben nicht. Die einzige Möglichkeit wäre, hinunter in den regionalen Hauptort nach Namche Bazar zu gehen. Das wollte sie nicht. Ich gab ihr meine extra starken Hustenbonbons und auch noch den Rest meines Milchpulvers. Sie wollte mir dafür die Übernachtung schenken, aber das kam freilich nicht in Frage.

02.12.90 · Tag 19
Surkhe – Jubing

Seit Gokyo vor ein paar Tagen befinden wir uns definitiv auf dem Rückweg. Die Motivation zu wandern, lässt merklich nach. An einem weiteren Ruhetag in Namche Bazar trafen wir auf eine Schweizer Gruppe, die an einer geführten Tour mitmachte. Bereits zuvor hatten wir uns gewundert, wie wenig Zeit sich die Leute für ihr Programm nahmen. Tatsächlich schafften es von dieser Gruppe nur 3 von 14 Personen bis zum Kala Patthar, notabene die drei Ältesten. Alle Jüngeren bekamen Probleme mit Kopf oder Magen oder beidem. Es schien, als wollten sie zu viel in zu kurzer Zeit erreichen. Wir fanden, diese Expedition ging gehörig in die Hosen.

Richtig ausdiskutiert wurde es nie. Irgendwie war uns beiden aber klar, dass wir nicht den einfachen Abgang mit dem Flugzeug von Lukla machen wollten. Nein, wir bringen das richtig zu Ende und nehmen den Landweg. Das bedeutet, noch ein paar Tage weiterzulaufen und den Bus von Jiri nach Kathmandu zu nehmen. Allerdings bereute ich diesen Entscheid inzwischen schon mehrmals. Alle Highlights der Reise liegen hinter uns und das Wetter schaltet auf trüb und neblig. Kein Wunder sinkt die Motivation gegen Null. Das Beste an der heutigen Etappe: drei Mandarinen, die ich am Wegrand kaufen konnte. Welch ein Genuss! Ich weiss nicht mehr, wie gut Früchte schmecken.

Jetzt halten wir in Jubing und es sind immer noch rund 70 km bis zur Bushaltestelle. 70 km!! Wer zum Kuckuck baut eine Bushaltestelle 70 km entfernt? Was sagt jemand, der hier wohnt? «Du Schatz, ich gehe kurz zur Bushaltestelle. Bin in zwei Wochen zurück!!?» Dazu befinden sich noch drei Gebirgszüge dazwischen. Das bedeutet über drei Pässe zotteln und dazwischen jeweils wieder ins Tal hinunter. Mal ernsthaft: Sind wir nun völlig durchgeknallt, uns sowas anzutun? Ich denke, wir sind es.

03.12.90 · Tag 20
Jubing – Solung

Von Jubing aus führte der Weg zuerst bergab und über den Fluss Dudh Kosi. Danach ging es geschlagene 4 Stunden aufwärts zum Tragsindho Pass. Es wollte und wollte nicht aufhören. Vor allem sahen wir keinen Horizont, keinen Anhaltspunkt, wie lange es noch dauern würde. Von Bäumen umgeben marschierten wir wie in Trance, besser gesagt wie Zombies. Es kam der Punkt, wo ich in meinem Wahn überzeugt war, mich in einer endlosen Zeitschlaufe zu bewegen. Hier war ich doch schon. Alles sah gleich aus. Würde das ewig so weitergehen? Endlich auf der Passhöhe die Erlösung: ein Wegweiser mit der Aufschrift: «Cheese Factory». Wir zögerten keinen Augenblick und folgten ihm. Der Lunch, den wir bekamen, liess uns vor Glückseligkeit fast weinen. Gebratene Nudeln und danach ein Müesli mit frischem Joghurt und Apfelschnitzen. Einfach himmlisch!

06.12.90 · Tag 23
Deurali – Jiri

Am heutigen Nikolaus-Tag absolvierten wir die definitiv letzte Etappe zu Fuss. Bis zuletzt gab es ein paar giftige Aufstiege, aber wir schafften es. Nach über drei Wochen erreichten wir ausgelaugt, aber glücklich, die Ortschaft Jiri. Was für ein Gefühl, ohne Rucksack durch die Strassen zu schlendern und den Leuten beim Kartenspiel zuzuschauen. Ich nahm während des Trekkings mehrere Kilos ab. Meine Hosen passen mir nicht mehr. Morgen früh um 5 Uhr steigen wir in den Bus nach Kathmandu, zurück in die Zivilisation.

Fazit

Am Ende legten wir über 200 km zu Fuss zurück und überwanden viele Tausend Höhenmeter. Zurück in Kathmandu wähnten wir uns beim Anblick eines Früchtemarktes wie im Schlaraffenland. Diese Vielfalt waren wir uns nicht mehr gewohnt. Den ersten Gefühlen von Erleichterung und Stolz über das Geleistete folgten aber allmählich andere.

Während der letzten rund drei Wochen bekamen wir Einblicke in das dortige Leben, allerdings nur als Besucher. Die Leute aber, die permanent in solchen Verhältnissen leben, verdienen den grössten Respekt. Es ist eine andere Welt, wenn es keine Medikamente für ein krankes Kind gibt, wenn der Tageshöhepunkt eine Mandarine oder ein Joghurt darstellt oder wenn die nächste Bushaltestelle 70 km weit entfernt steht. Unvorstellbar in der Schweiz. Als eines der reichsten Länder der Welt haben wir eine warme Wohnung, eine Altersvorsorge und leben in Frieden. Wir ärgern uns schon, wenn wir auf einem Kurzstreckenflug nicht den gewünschten Fensterplatz bekommen. Mehr Dankbarkeit und Zufriedenheit würden mir und meinen Landsleuten nicht schaden.

Solche und ähnliche Gedanken gingen mir durch den Kopf, nachdem sich die Euphorie gelegt hatte. Ich nahm mir zu Herzen, mich in Zukunft vermehrt selbst zu hinterfragen. Und siehe da. Häufig schienen meine Probleme nicht mehr so gravierend zu sein, verglichen mit dem Leben in Nepal.

Gute Vorsätze tendieren dazu, allmählich zu verblassen oder in Vergessenheit zu geraten. Noch heute aber gehört das ungesüsste Nature Joghurt zu meinen Favoriten. Der Geschmackssinn trügt nicht. Das Gehirn verbindet es automatisch mit den Glücksgefühlen von damals. Es erinnert mich damit regelmässig an die Erlebnisse in Nepal und an meine Vorsätze.

Fernab der Heimat

… geschehen ab und zu seltsame Dinge. Die folgenden Ereignisse geschahen während meiner Zeit als Rucksacktourist in Neuseeland und Australien. Sie veränderten meinen Charakter zwar nicht markant, doch bleiben sie im Kopf stets präsent, da sie mich mental herausforderten.

Während meiner Reisen versuchte ich gemeinhin, meine Ausgaben tief zu halten und damit meinen Aufenthalt zu verlängern. In Neuseeland existierte ein Programm, das sich WWOOF (ausgesprochen: WUF) nannte, was damals so viel bedeutete wie willing workers on organic farms. Die Organisation besteht heute noch, änderte jedoch inzwischen den Namen auf worldwide opportunities on organic farms (> *Links, S. 247*). Interessierte arbeiteten ein paar wenige Stunden pro Tag auf einer Bio-Farm für Kost und Logis. Da es kein Entgelt gab, durften zu jener Zeit sowohl Einheimische als auch Touristen mitmachen. Das sprach mich an. Einerseits lernte ich vermutlich was Nützliches, andererseits ergäben sich auf diese Weise neue Kontakte zu anderen WWOOF-lern.

Für meinen ersten WWOOF-Einsatz heuerte ich für ein paar Tage auf einer kleinen Obst-Farm nördlich von Auckland an. Ich staunte nicht schlecht, als mir der Farmer einen Eimer gefüllt mit Kuhdung, Wasser und Sand in die Hände drückte. Dazu reichte er mir einen grossen, dicken Pinsel. Mein Auftrag lautete, die Stämme der Obstbäume mit dieser Jauche einzustreichen. Das sollte Ungeziefer davon abhalten, die Bäume anzugreifen. Ich fragte mich, von welchem Ungeziefer er sprach. Fliegen zum Beispiel würden sich auf diese übelriechende Pampe doch nur so stürzen. Vielleicht aber galten hier am Ende der Welt andere Naturgesetze oder das einheimische Ungeziefer mochte keine verschmierten Baumstämme. Nun stand ich allein vor den 50 Bäumen mit Eimer und Pinsel in der Hand und war mir plötzlich unsicher. Sollte das ein Scherz sein? Lachte sich der Farmer insgeheim über mich tot? Ich suchte die Umgebung nach einer versteckten Kamera ab, fand aber keine. Folglich tat ich, wie mir aufgetragen wurde. Dabei stellte ich mir vor, was meine Kollegen zu Hause sagen würden, wenn sie mich so sähen. Es reizte mich, nicht bloss die Stämme zu behandeln, sondern dem Obst selbst auch etwas abzugeben. Nur um sicher zu sein, dass das böse Ungeziefer nicht auf die Idee kam, ans Essbare zu gehen. Ich liess es beim Gedanken.

Immerhin lernte ich auf dieser Farm einen Neuseeländer kennen, mit dem ich anschliessend durchs Land reiste. Über längere Zeit hielten wir uns in Auckland auf, wo sich bald neue Gelegenheiten eröffneten. Ich übernahm die Nachtwache in einem Backpacker Hostel, was mir ein paar gratis Übernachtungen einbrachte. Hauptsächlich verfrachtete ich jeweils die spät heimkehrenden, nicht immer nüchternen Partygänger auf ihre Zimmer.

Auckland galt als beliebter Start- oder Endpunkt von Reisenden, die beabsichtigten, ein Auto entweder zu kaufen oder zu verkaufen. An den Pinnwänden im Hostel klebten regelmässig entsprechende Anzeigen. Öfters standen verzweifelte Autobesitzer kurz vor ihrer Abreise, ohne ihr Auto verkauft zu haben. Um diese von ihrem Leid zu erlösen, offerierten mein Kollege und ich ein paar 100 Dollars für ihr Gefährt. Die meisten nahmen das Angebot an, da sie froh waren, überhaupt noch Geld zu bekommen. Später verkauften wir die Autos zu einem höheren Preis an andere Reisende. Damit schafften wir eine win-win-win-Situation, wie wir gerne betonten. Die Verkäuferinnen gingen nicht leer aus, die Käufer bekamen ein günstiges Auto und wir zwei teilten uns den Ertrag.

Nach meinen Einsätzen als Bäume-Maler, Nachtwächter und Autohändler kam später noch eine geheime undercover Mission dazu. Ich stellte mich aber dabei ähnlich schusselig an wie der Inspektor Clouseau aus der Pink-Panther-Reihe. Das kam so: Die Backpacker Hostels in Auckland standen in einem steten Konkurrenzkampf zueinander und mochten sich gegenseitig nur wenig. Es kam uns zu Ohren, dass ein Kontrahent Alkohol ohne Lizenz an seine Gäste verkaufte. Mein Auftrag lautete, die entsprechenden Beweise zu liefern, sodass er gebüsst werden konnte. Ich plante, als Gast dort einzuchecken und nach Alkohol zu fragen. Das Verkaufsgespräch würde ich mit einem unter der Jacke versteckten Walkman (ein tragbarer Kassettenspieler) aufnehmen. Das alles spielte sich in den 90er-Jahren ab, noch vor der Zeit von Smartphones.

Nach erfolgreicher Installation der ganzen Verkabelung erkundigte ich mich an der Rezeption nach einem Bier. Die zwei Jungs hinter der Theke, schon in feuchtfröhlicher Partystimmung, beschieden mir jovial: «Weisst du, wir beide haben heute Geburtstag. Wir schenken dir das Bier!!» Grossartig. Jetzt musste ich mich auch noch gespielt darüber freuen, obwohl der Versuch misslungen war. Zwei Stunden später startete ich einen neuen Anlauf. Gleicher Ort, verschiedener Ansprechpartner. Diesmal ging alles glatt. Im Gespräch gab der Rezeptionist sogar zu, dass der Alkoholverkauf verboten wäre. Sie würden es aber trotzdem machen. «Yes!! Mission accomplished!!» Meine Laune änderte sich später jedoch schlagartig. Beim Walkman hatte sich der Pause-Knopf eingeklemmt. Das Tape stand noch an der Anfangsposition und das kompromittierende Gespräch wurde somit nicht aufgezeichnet. Inzwischen kam ein dritter Versuch am gleichen Abend nicht mehr in Frage. An der Rezeption arbeitete niemand mehr. Es blieb mir nichts anderes übrig, als am nächsten Morgen um 8 Uhr beim Check-out nochmals nach einem Bier zu fragen. Der Typ an der Rezeption sah mich mit grossen Augen an. Er wunderte sich, wie schlimm es um mich bestellt sein musste, wenn ich bereits um diese Zeit Alkohol brauchte. Aber es funktionierte und diesmal bekam ich den Beweis. Ich schluckte an jenem Morgen jedoch nicht nur das Bier, sondern auch meinen Stolz hinunter.

Von Auckland aus buchte ich einen Flug auf die Salomonen, einer Inselgruppe nordöstlich von Australien. Ich hatte gelesen, dass sich dort einige der schönsten Tauchgebiete weltweit befanden. Im Zweiten Weltkrieg bekämpften sich japanische und amerikanische Truppen in dieser Gegend. Dies führte zu vielen versenkten Schiff- und Flugzeugwracks, einige davon im seichten Wasser und gut zugänglich. Dieses tropische Taucherparadies wollte ich mir nicht entgehen lassen, zumal ich den Tauchschein besass. In der Hauptstadt Honiara bestieg ich für drei Tage eine Fähre zu den äusseren westlichen Inseln, wo meine ersten Tauchgänge starten sollten. Während dieser Schiffsreise träumte ich etwas, das ich nicht mehr vergessen würde.

Ich träumte, ich litt an einer seltenen, unheilbaren Krankheit, die mich daran hinderte, normal zu gehen. Wegen meinem unsicheren, torkelnden Gang bekam ich die strafenden Blicke von Passanten zu spüren und hörte ihre missbilligenden Kommentare: «Unglaublich, am helllichten Tag schon betrunken!» Im Supermarkt an der Kasse konnte ich nicht ruhig stehen, ohne auf die eine oder andere Seite hinzufallen. Der Arzt, den ich aufsuchte, ärgerte sich mehr über mich, statt dass er versuchte, zu helfen. Unwirsch wies er mich an, still zu halten, damit er meinen Puls messen konnte. Er forderte mich auf, einer geraden Linie entlangzugehen, was ich natürlich nicht schaffte. Da verwarf er die Hände, gab auf und schickte mich weg. Verwirrt wachte ich auf und spürte, wie sich das Schiff durch den hohen Wellengang stark hin und her neigte. Das erklärte zwar meinen merkwürdigen Traum. Doch die seltene, unheilbare Krankheit, die mich beim Gehen behinderte, bewahrheitete sich sieben Jahre später.

Zu einer anderen Zeit weilte ich für mehrere Monate in einem Backpacker Hostel im Norden Queenslands in Australien. Auch dort übernahm ich kleinere Aufgaben, wie Gäste transportieren oder den Swimming-Pool reinigen. Häufig fehlten auf den umliegenden Obstplantagen während der Erntezeit genügend Helfer. Die Farmer suchten kurzfristig möglichst viele Arbeiter, um die riesigen Felder schnell abzuernten. Ob die eingesetzten Leute eine Arbeitsbewilligung besassen oder nicht, kümmerte sie herzlich wenig.

Ich versuchte mich also als Tomatenpflücker. Eine Bedingung des Farmers lautete, dass alle Arbeitenden mindestens drei Tage bleiben müssten. Das würde ich zweifellos schaffen. Sowieso war ich bereits geübt in Feldarbcit. In Neuseeland pflückte ich für einige Wochen Kiwis und empfand es als erträglich. Das hier jedoch grenzte an Sklaventreiberei. In brütender Hitze stand ich vor endlosen Reihen von Tomatenpflanzen und arbeitete mich durch. Ich schüttete Unmengen von Wasser in mich hinein und schwitzte alles innert kürzester Zeit wieder aus. Ich kam mir vor, wie ein Kamel, das ständig zum Wasserloch musste.

Die meisten zu pflückenden, noch unreifen Tomaten hingen kniehoch an den Stauden, was sehr unangenehm war. Durch das ständige Bücken schmerzte mir über kurz oder lang unweigerlich der Rücken. Eine andere Methode wäre gewesen, mich kauernd den Stauden entlang vorzuarbeiten. Beide Arbeitsweisen passten mir aber nicht. Ich empfand es entweder als ein unterwürfiges Bücken oder ein noch mehr unterwürfiges Kriechen vor den zunehmend verhassten Pflanzen. Egal in welcher Position ich arbeitete, ich steigerte mich in eine richtiggehende Aggression gegenüber den Tomaten hinein. Sie demütigten mich, indem sie mich vor ihnen kriechen liessen. Dazu schien es in dieser Affenhitze und in meinem Delirium, wie wenn sie im gleissenden Sonnenlicht nicht glänzen, sondern mich richtiggehend auslachen würden. Unmissverständlich gaben sie mir zu verstehen, dass ich nur an sie gelangen würde, indem ich mich von ihnen erniedrigen liess. Es gipfelte darin, dass ich begann, jede einzelne Tomate aus tiefstem Herzen zu verabscheuen und es ihr auch mitzuteilen. Ja, ich sprach zu Tomaten.

Das Minimum von drei Tagen hielt ich durch. Danach gab es für mich keinen Grund mehr zu bleiben. Auch wenn mir der

Farmer das Doppelte an Verdienst offeriert hätte, ich wäre nicht länger geblieben. Mein Verhältnis zu Tomaten normalisierte sich schnell wieder. Nur um keinen Zweifel an meinem Geisteszustand aufkommen zu lassen: Es bedurfte dazu nicht eines klärenden Gesprächs. Nein, das Verhältnis entkrampfte sich deshalb, weil sie mir vorzüglich schmecken. Wenn ich heute aber eine ganze Tomate vor mir sehe, frage ich mich ab und zu, ob irgendwo auf der Welt jemand genau diese Tomate hasst.

Spiritualität

Katholisch aufgewachsen spielten Kirche und Religion früh eine wichtige Rolle in meinem Leben. Das spirituelle Konzept mit Gott im Himmel, der Dreifaltigkeit und der biblischen Lehre schien vorgegeben. Mit meinen Eltern besuchte ich in der Regel wöchentlich den Gottesdienst. Dazu kamen noch Extraeinheiten an Ostern, Weihnachten und Pfingsten. Die Predigten in jener Zeit richteten sich aber hauptsächlich an Erwachsene. So erstaunt es nicht, dass ich als kleiner Junge mich öfters ausklinkte und nicht mehr richtig zuhörte.

Mein Verhältnis zur Kirche gestaltete sich deshalb von Beginn weg eher zwiespältig. Einerseits wollte ich die Sympathien von Gott nicht verscherzen. Schliesslich brauchte ich zu Weihnachten unbedingt das neue Spielzeug. Andererseits konnte ich mit den Gottesdiensten herzlich wenig anfangen.

Erst ein kleines Büchlein brachte mich viele Jahre später dazu, mein Verhältnis zu Gott und der Welt gründlich zu überdenken. «Mister God, This Is Anna» erzählt von einem 5-jährigen Mädchen und ihrer Weise, dem Sinn des Lebens nachzugehen. Ob wahr oder nicht, die Geschichte berührt und regt zum Nachdenken an. Angenehm überrascht las ich, dass auch Anna wenig hielt von Gottesdiensten oder Lesen in der Bibel. Das schien ihr gerade gut genug zu sein für Anfänger. Wer begriffen habe, worum es gehe («God said love me, love them and love it, and don't forget to love yourself»[9]),

9 Fynn, 1976

hätte Kirche und Bibel nicht mehr nötig, sondern solle hinausgehen und es anwenden. Verständlicherweise kamen Sätze wie diese nicht überall gut an. Kritik wurde laut, das Buch sei zu oberflächlich oder es fehle der Respekt gegenüber den von Gott inspirierten Texten in der Bibel.

Für mich aber stimmte die Idee. Ich fand Annas Welt um einiges sympathischer als diejenige von dogmatischen Glaubensgemeinschaften mit ihren veralteten Moralvorstellungen. Eine Kirche, die Homosexualität als Sünde bezeichnete, Frauen von bestimmten Funktionen ausschloss und von ihren Priestern sexuelle Abstinenz forderte und damit den Boden für Missbrauch bereitete, war mir zu realitätsfremd.

Anna hingegen sah in der Natur oder selbst in abgebrochenen Eisenteilen eines Geländers die Schönheiten von Gottes Werk. Ich nahm das als Inspiration, genauer hinzusehen und begann beispielsweise mit dem Tauchen in tropischen Gewässern. Nachdem mich in Nepal die hohen Berge spirituell beflügelten, erlebte ich später Ähnliches unter Wasser. Mich faszinierte die Natur in all ihrer Vielfalt, welche vor Energie nur so sprühte. Allmählich löste sich daher mein Gottesbild von der klassischen Version der Dreifaltigkeit. Ich sah Gott als pure Energie. Diese zeigte sich sowohl in der unendlichen Weite des Universums als auch in der kleinsten Materie und war somit allgegenwärtig.

Etwa zur gleichen Zeit entdeckte ich ein Buch über die Quantenmechanik. Die darin beschriebenen Phänomene bedeuteten für mich ein weiteres Indiz, dass diese Energie tatsächlich existierte. Naturwissenschaften und Theologie galten gemeinhin als unvereinbar. Das Wissen der einen Seite stand jeweils dem Glauben der anderen Seite gegenüber. Doch hier öffnete sich ein Blick in eine fantastische Welt voller Wunder, die mit unseren Sinnen nicht zu erklären waren.

Quantenphysik beschreibt das Verhalten von Materie im Grössenbereich von Atomen oder noch kleiner. Entgegen unserem alltäglichen Verständnis können dort Teilchen an mehreren Orten gleichzeitig oder mit Überlichtgeschwindigkeit miteinander verbunden sein. Göttlich! Wen es interessiert, kann im Internet nach Stichwörtern wie «Doppelspaltexperiment» oder «Quantenverschränkung» suchen und sich selbst ein Bild davon machen. Es sei betont, dass dies nicht Zahlenspielereien aus der theoretischen Physik sind. Die beobachteten Phänomene geschehen real und deren Regeln bilden die Grundlage für viele Erfindungen vom Computer bis zur Atombombe. Selbst Albert Einstein bekundete Mühe mit dieser Theorie und sah sich zu der berühmten Aussage «Gott würfelt nicht»[10] veranlasst. Er konnte nicht glauben, dass physikalische Messergebnisse vom Zufall abhängig waren oder man nur mit Wahrscheinlichkeiten rechnen konnte.

Vielleicht aber sieht es einzig aus unserer menschlichen Perspektive so aus, dass Gott würfelt. Im Alltag bewegen wir uns in den drei räumlichen und der einen zeitlichen Dimension, was zum Leben völlig ausreicht. Was aber, wenn es noch weitere gibt, welche unseren Sinnen normalerweise verborgen bleiben? Damit liessen sich zwar einige bis heute ungelöste Fragen in der Physik erklären. Gleichzeitig entstünden aber auch neue. Wie sollten diese Dimensionen aussehen und wieso merken wir nichts davon? Mathematisch dürfte es kein Problem sein, mit einer Vielzahl von Dimensionen zu rechnen. Ein solches Konzept strapaziert allerdings arg unsere Vorstellungskraft.

Viele Tiere besitzen oder brauchen kein zeitliches Verständnis. Könnte es für uns Menschen daher nicht auch übergeordnete Dimensionen geben, von denen wir nichts merken? Steigt beim Tod der Geist bzw. die Seele dorthin auf? Ergeben dann Gott, das Leben und die Welt plötzlich und vollständig einen Sinn? Nicht allen Menschen ist ein langes Leben auf Erden vergönnt, noch dazu gesund in Geist und Körper. Immer wieder erfahren wir, dass geliebte Mitmenschen für unser Verständnis viel zu früh aus dem Leben gerissen werden. Ich glaube und hoffe aber, dass jedes Leben die Chance bekommt, in einer anderen Dimension als erfüllt zu gelten, unabhängig davon, wie lange es auf Erden dauert.

---

10 Buchwald, et al., 2018

In meinen ersten 30 Lebensjahren spielten spirituelle Themen keine vordergründige Rolle. Dinge wie Tod, Seele und Jenseits schienen mir viel zu weit entfernt. Ich bevorzugte, zuerst mein gegenwärtiges Leben zu geniessen und mich später mit der Zukunft zu befassen. Diese präsentierte sich damals noch verschwommen und war somit einfach zu verdrängen. Mit Erhalt der Diagnose muskelkrank lichtete sich der Nebel jedoch schlagartig. Obwohl mir keine verkürzte Lebensdauer prognostiziert worden war, schien die eigene Endlichkeit sofort viel näher. Ich sah mich gezwungen, mich intensiver damit zu befassen.

Einer der ersten Gedanken handelte davon, mich bei einer Sterbehilfeorganisation anzumelden. Niemals würde ich es zulassen, mit Schläuchen an lebenserhaltenden Maschinen angehängt zu sein. Absolute Horrorbilder kamen auf: ich bei vollem Bewusstsein, unfähig zu bewegen oder zu kommunizieren, gefangen im eigenen Körper auf das Ende wartend. Da würde ich tausendmal lieber vorher sterben. Nach reiflicher Überlegung entschied ich mich aber trotzdem gegen eine aktive Sterbehilfe. Stattdessen verfasste ich eine Patientenverfügung. Darin bestimmte ich, welche Massnahmen ich möchte, wenn ich mich selbst nicht mehr äussern kann, beispielsweise bei Fragen zur künstlichen Beatmung, künstlichen Ernährung oder im Umgang mit schmerzlindernden Medikamenten. Damit vermeide ich es, dass ich in ungewollte Situationen gerate.

Weitere Gedanken befassten sich mit der Suche nach Sinn und Aufgaben für meine Zukunft, meine verbleibende Zeit auf Erden. Antworten darauf fand ich erstaunlich schnell. Ich wollte, dass meine zwei Söhne in einem Klima der Normalität aufwachsen. Sie sollten erfahren, dass auch mit Papas Krankheit die gewohnten Aktivitäten möglich sind. Ich konnte lange Zeit ein 60 %-Pensum in einer angepassten Tätigkeit halten. Meine Freizeit verbrachte ich oft mit den Kindern und begleitete sie beim Aufwachsen. Bei Schulanlässen und Elternabenden war ich dabei, wenn immer möglich. Ebenso fieberte ich mit bei sportlichen Wettkämpfen der Jungs. Wir fuhren in die Skiferien im Winter, Strandferien im

Sommer und besuchten ab und zu Verwandte in Japan. Obwohl handicapiert wollte ich zeigen, dass ein zufriedenes Leben möglich war. Freilich hoffe ich jeden Tag, dass die Kinder sowas nicht am eigenen Leib erfahren müssen. Aufgrund der Erbanlage bestehen jedoch erhöhte Risiken. Auch wenn sie meine Krankheit nicht erben, werden sie früher oder später gesundheitliche Rückschläge erfahren müssen. Im Idealfall würde ihnen die Erinnerung an mich helfen, sich von Problemen nicht unterkriegen zu lassen.

Selbst der Umgang mit Problemen besitzt für mich eine Art spirituellen Charakter. Oft denke ich an ein wundervolles Zitat aus J.R.R. Tolkiens Buch «The Lord Of The Rings». An dieser Textstelle haderte der kleine Hobbit Frodo mit dem Schicksal und den dunklen Zeiten, die bevorstanden. So wie ich es sehe, trifft Gandalfs Antwort den entscheidenden Punkt.

> *‹I wish it need not have happened in my time,› said Frodo.*
> *‹So do I,› said Gandalf, ‹and so do all who live to see such times.*
> *But that is not for them to decide. All we have to decide is*
> *what to do with the time that is given us.›*[11]

Wir entscheiden nicht, welches unsere Probleme sind, sondern wie wir damit umgehen. Existiert demnach eine höhere Macht, die bestimmt, welche Herausforderungen wir im Leben zu meistern haben? Und gibt sie uns die Kraft, sich diesen zu stellen? Ein Indiz dafür könnte der natürliche Trieb sein, sich am Leben zu halten, den viele Lebewesen vom Kleinsttier bis zum grössten Blauwal besitzen. Beim Menschen käme auch noch das Gewissen dazu, das sein Handeln steuert. Physikalisch lässt sich das nicht messen, doch vertrauen viele Religionen auf eine göttliche, kraftspendende Energie.

Den Menschen als die Krone der Schöpfung zu bezeichnen, scheint mir weit hergeholt. Im Gegenteil. Während andere Lebewesen im Einklang mit der Natur leben, geht der Mensch, ge-

---

11 Tolkien, 1954

linde gesagt, enorm fahrlässig mit seiner Lebensgrundlage um. Das schliesst mich selbstverständlich ein. Auch ich will nicht auf meinen Lebensstandard verzichten und hinterlasse deshalb einen grösseren ökologischen Fussabdruck, als mir lieb ist. Doch probiere ich, Rücksicht zu nehmen und der Natur, soweit ich kann, Sorge zu tragen. Inzwischen bin ich so weit, dass ich buchstäblich keiner Fliege mehr was zu Leide tun kann. Sie nerven mich zwar weiterhin, doch zu ihrem Glück bin ich aufgrund meiner verminderten Muskelkraft schlicht zu langsam für sie.

Anfänge der Krankheit

Ich las schon immer gerne Bücher. In meiner Jugendzeit besuchte ich fast wöchentlich die Stadtbibliothek und lieh mir Lesestoff aus. Daheim auf dem Bett in meinem Zimmer tauchte ich ein in fremde Welten und Abenteuer, sodass ich öfters die Zeit vergass. Obwohl ich bald eine Brille gegen Kurzsichtigkeit benötigte, liess meine Lesefreude nicht nach. Die allermeisten Bücher las ich nur einmal und legte sie dann weg. Eine Buchreihe jedoch, die ich heute noch regelmässig hervornehme, stammt vom britischen Schriftsteller Douglas Adams (1952–2001). Sie trägt den Titel «The Hitchhiker's Guide to the Galaxy» oder zu Deutsch «Per Anhalter durch die Galaxis». Die insgesamt fünf Bücher dieser Science-Fiction Satire offenbaren eine äusserst sprühende Fantasie des Autors. Auch wenn ich inzwischen alle Details kenne, bringen mich die urkomischen Charaktere und absurden Situationen stets aufs Neue zum Lachen.

Im dritten Buch dieser Kultreihe schildert Adams ein Phänomen, bei dem das Gehirn scheinbar willkürlich ein Objekt aus dem Blickfeld herausfiltert. Es weigert sich schlicht, den Gegenstand bewusst wahrzunehmen. Das Gehirn sagt sich vielleicht in solchen Momenten sowas wie: «Was immer das ist, ich blende das mal aus. Es soll sich jemand anders darum kümmern.» Das Objekt wird damit zu einer Nebensächlichkeit oder, wie Adams sagt, zu einem «Problem anderer Leute» (PAL) bzw. Englisch «Somebody Else's Problem» (SEP). Er spinnt den Faden aber noch weiter. Künstlich aktiviert könnte man damit Dinge effektiv unsichtbar machen. Man müsste eine Art SEP-Feld[12] erzeugen und es wie eine Tarnkappe über ein Objekt stülpen. Schwupps ist es weg.

Das Phänomen des Ausblendens existiert jedoch tatsächlich. Wer kennt nicht die Situation beim Essen, wenn man den Salzstreuer für das Frühstücksei sucht, obwohl dieser direkt vor der Nase steht? Erst der Hinweis einer anderen Person ermöglicht, das Objekt bewusst wahrzunehmen.

Die ersten Symptome meiner Muskelkrankheit erlebte ich im weitesten Sinne als SEP. Über Monate hinweg beachtete ich sie nicht. Ich tat sie als Bagatelle ab und wollte mich nicht darum kümmern, geschweige denn zum Arzt gehen. Typisch Mann, werden jetzt manche sagen. Aber erstens dachte ich, das renkt sich von allein wieder ein und zweitens hatte ich zu jener Zeit wirklich viel um die Ohren. Rückblickend muss ich zugeben, ich hätte merken sollen, dass etwas nicht stimmte. Es war niemandes Problem ausser meines.

Gegen Ende des Jahres 1999 absolvierte ich meine letzten Pflichttage im Militärdienst. Dabei bemerkte ich, dass der rechte Schuh mich drückte. Egal, dachte ich. Ich beabsichtigte sowieso nicht, weiterhin Militärschuhe zu tragen. Dass aber jahrelang getragene Schuhe plötzlich nicht mehr richtig passten, schien mir nicht auffällig. Ebenso wenig seltsam kam es mir vor, dass sich später auch andere Schuhe komisch anfühlten. Wochen später begann der rechte Oberschenkelmuskel (Quadrizeps) sich zu verhärten. Im Ruhezustand entspannte er sich nicht mehr vollständig. Es fühlte sich ähnlich an wie ein konstanter Muskelkater. Natürlich sah ich keinen Zusammenhang mit den drückenden Schuhen, obwohl beides nur am rechten Bein auftrat. Ich dachte, ich hätte es möglicherweise kürzlich beim Squash übertrieben. Das würde sich von selbst lösen. Auch die auftretenden Wadenkrämpfe beunruhigten mich nicht sonderlich. Vermutlich nur Magnesium-Mangel.

---

12 Adams, 1982

Warnsignale gab es zuhauf. Ich aber ignorierte sie komplett. Mein damaliges Verhalten bedeutete jedoch für mich zum Glück nicht einen Nachteil oder eine vergeudete Zeit. Die Krankheit einzudämmen war dazumal noch unmöglich. Sie wäre nicht anders verlaufen, hätte ich früher reagiert.

Aus heutiger Perspektive war es vermutlich sogar besser, den Gang zum Arzt hinauszuschieben. Zur gleichen Zeit im Dezember 1999 beschlossen Yuko und ich zu heiraten. Nach drei Jahren Pendeln zwischen Tokio und Zürich fühlten wir uns bereit für den nächsten Schritt. Der bereits geplante Trip nach New York im Januar 2000 wurde damit zu unserer Verlobungsreise. Zurück in der Schweiz begannen wir, einen geeigneten Ort für die Hochzeitsfeier zu suchen. Wir fanden ihn schliesslich im italienischen Weingebiet Piemont und setzten den Termin für August. Im März 2000 ging's als kleinen Abstecher noch für drei Wochen zum Tauchen nach Australien. Auf dem Rückweg stoppten wir in Tokio, wo ich beim Brautvater offiziell um die Hand seiner Tochter anhielt. Yuko blieb noch ein paar Wochen bei ihren Eltern und folgte mir später in die Schweiz nach. Erst im Mai 2000, mitten in den Hochzeitsvorbereitungen, holte ich den offiziellen Heiratsantrag nach mit Verlobungsring, Champagner, Kerzen und roten Herzballons. Ich war recht zuversichtlich, dass sie «Ja» sagen würde.

Es ging also ordentlich was in jenem Frühjahr 2000. Zusätzliche Dynamik brachte der positive Schwangerschaftstest im Juni. Zwar wollten wir uns für die Familienplanung noch Zeit lassen. Allen Vorsichtsmassnahmen zum Trotz schaffte es aber ein Spermium bis ins Ziel, was mich schwer beeindruckte. Ich freute mich riesig. Für Yuko war es jedoch ungleich schwieriger. Sie kämpfte mit Übelkeit und sorgte sich, dass ihr Hochzeitskleid bei der Feier zu eng sein würde. Auch vom feinen italienischen Wein würde sie leider nur wenig geniessen können. Kurzfristig schoben wir den Termin für die zivile Hochzeit auf dem Standesamt auf Ende Juni vor, um Mutter und das ungeborene Kind rechtlich abzusichern.

Bei all dem Trubel versteht sich vielleicht eher, wieso ich meine gesundheitlichen Probleme beiseiteschob und nicht beachtete. Meine Mutter jedoch, die damals schon mit der gleichen Krankheit lebte, bemerkte beim Zivilstandsamt meinen schleifenden Gang sehr wohl, wie sie mir später erzählte.

Im August 2000 feierten wir schliesslich unsere Hochzeit mit Verwandten und Bekannten aus Japan und der Schweiz. Das verlängerte Wochenende im Piemont mit über 50 Gästen bleibt unvergessen. Wie nah Höhen und Tiefen beieinander lagen, zeigte sich, nachdem im September die ganze Hektik nachgelassen hatte. Ich ersuchte meinen Hausarzt um eine Verordnung für Physiotherapie, um das muskuläre Problem ein für alle Mal aus dem Weg zu räumen. Der Arzt fand meine Symptome seltsam und fragte nach Krankheiten in meiner Familie. In jenem Moment realisierte ich schlagartig, dass ich das Schicksal meiner Mutter teilen würde. Nach fast einem Jahr völliger Blindheit gegenüber den Symptomen wusste ich instinktiv, dass es das Gleiche sein musste. Trotz dieser überraschenden Erkenntnis brach bei mir keine Welt zusammen. Meine Mutter schien gut mit der Krankheit zurechtzukommen. Allerdings hoffte ich auf einen leichteren Verlauf.

Es folgten die obligaten neurologischen Tests, wie auf > *S. 46* beschrieben. Recht schnell kristallisierte sich die gleiche Diagnose heraus, wie bei meiner Mutter, die Spinale Muskelatrophie (SMA). Zu diesem Zeitpunkt schaffte ich den Zehengang rechts bereits nicht mehr. Zudem fehlte der Kniesehnenreflex (> *S. 42*) rechts fast vollständig. Beim linken Bein schien alles noch zu funktionieren. An die ENG- und MEP-Untersuchung (> *S. 46*) erinnere ich mich nur ungern zurück. Als mir Stromstösse durch den Körper gejagt wurden, fühlte ich mich wie auf einem elektrischen Stuhl. Inständig hoffte ich, der Neurologe habe die Stromstärke im Griff und wisse, was er tue.

Auch als mir schliesslich die Diagnose SMA mitgeteilt wurde, fühlte ich keinen Schock. Es bestätigte sich lediglich, was ich vorher vermutet hatte. Höchst diskutabel war allerdings der Ratschlag eines Arztes, wir sollten uns überlegen, ob wir das Kind wirklich zur Welt bringen wollten. Yuko befand sich zu diesem Zeitpunkt im fünften Monat ihrer Schwangerschaft. Ein Schwangerschaftsabbruch kam für uns absolut nicht in Frage. Klar konnte das Kind die Krankheit erben. Doch wäre es, wenn überhaupt, erst als Erwachsener davon betroffen. Wir hofften auf den Fortschritt der Medizin in den kommenden fünfunddreissig Jahren. Tatsächlich gibt es inzwischen Grund zu Optimismus, da die Forschung bei meiner spezifischen Genmutation recht weit fortgeschritten ist (> *S. 71*).

Nachdem die Diagnose feststand, bemühte ich mich, nicht zu hadern. Zu Aussagen wie «Das Leben ist nicht fair!» oder «Wieso gerade ich?» gab es keine befriedigenden Antworten. Stattdessen fragte ich mich: «Wie gehe ich damit um und wie nutze ich meine Zeit sinnvoll? Was bedeutet für mich Lebensqualität? Wie weit bin ich bereit, Kompromisse einzugehen, wenn sich die Situation verschlechtert?» Dazu musste ich für mich selbst Antworten finden. Ich versuchte, mich von der Opferrolle zu lösen und in die Rolle einer handelnden Person zu wechseln, die möglichst selbstbestimmt ihren Weg weitergeht und die Verantwortung dafür übernimmt.

Mein Leben erfuhr durch diese Ereignisse eine starke Zäsur. Früher gab es die unbeschwerte Kindheit mit einer ebenso unbeschwerten Junggesellenzeit. Es folgten Heirat, Vaterschaft, Verantwortung und gleichzeitig der Umgang mit einer langsam fortschreitenden Muskelkrankheit. Ich schätze mich aber unheimlich glücklich, eine grossartige Frau und Familie zu haben, die mich in allen Situationen unterstützen. Die Krankheit schweisste uns zusammen. Dank meinem stabilen Umfeld bin ich in der Lage, positiv zu denken. Niemand weiss aber, was geschehen wäre, hätte das Schicksal ein paar Jahre früher zugeschlagen. Wäre ich auch glücklich verheiratet mit unterdessen zwei Kindern?

Krankheitssymptome zu ignorieren, gehörte schlagartig der Vergangenheit an und verkehrte sich zeitweise beinahe ins Gegenteil. Jede noch so harmlos erscheinende Beschwerde verunsicherte mich. Bei manchen Muskelkrankheiten zeigen sich bekanntlich nicht alle Symptome schon zu Beginn (> *S. 45*). Das beängstigte mich und forderte mich mental heraus. Ständig lagen Fragen im Raum wie: «Geht dieses oder jenes Symptom von selbst weg?» oder: «Was kommt sonst noch alles auf mich zu?» Mittlerweile kenne ich meinen Körper besser und weiss, worauf ich achten muss. Ich glaube, einen Mittelweg gefunden zu haben zwischen Übersensibilität und Ignoranz. Trotzdem bleibe ich auf der Hut vor vermeintlichen SEP's.

Einer dieser Tage

«Guten Morgen, gut geschlafen?» Eine vertraute Stimme weckt mich. «Was hast du denn geträumt? Du hast zeitweise wie wild um dich geschlagen. Da kam richtig viel Power heraus. Von muskelkrank keine Spur.» Ja, ich hatte geträumt und nach wie vor bin ich klitschnass vom Schweiss. Den Traum kenne ich. Nicht das erste Mal kämpfte ich jeweils entweder gegen wilde Tiere, Zombies, Räuber oder Naturkatastrophen, die meine Familie bedrohten. Die Symbolik des Kampfes in diesen Träumen ist eindeutig. Ich kämpfe täglich gegen meine Krankheit. Ächzend richte ich mich auf und fühle mich schon frühmorgens wie erschlagen. Handgriffe, die normalerweise sitzen, bereiten mir heute Mühe. Dieser Hemdknopf zum Beispiel will und will nicht durchs Loch. Alles, was sowieso viel Zeit benötigt, dauert heute noch länger, da ich zusätzliche Pausen einschalten muss.

Ich sitze am Frühstückstisch und möchte eine Scheibe Brot schneiden. Das Brotmesser festzuhalten, braucht mehr Kraft als üblich. Ausgerechnet jetzt beginnt ein Muskelzittern im rechten Zeigefinger. Wie lange wird das andauern? Einen Tag? Eine Woche? Noch länger? Immerhin schaffe ich es, mir nicht in den Finger zu schneiden. Dafür lässt sich die harte Butter fast nicht streichen und auch der Deckel der Konfitüre weigert sich, zu drehen. Erste Anzeichen von Ärger steigen hoch, aber ich bemühe mich, ruhig zu bleiben. Beim anschliessenden Zähneputzen fällt mir zuerst die Zahnpasta gefolgt von der Zahnbürste zu Boden. Auch hier hole ich tief Luft und frage mich, was heute noch alles auf mich zukommt. Dinge vom Boden aufzuheben, wird zunehmend mühsam.

Der Winter steht bald vor der Tür. Draussen auf der Wiese fallen die ersten gelben Blätter vom Ahornbaum. Daneben spielen meine beiden Jungs Fussball. Obwohl sie erst sieben bzw. vier Jahre alt sind, beherrschen sie den Ball geschickt. Zuerst geniesse ich es, ihnen zuzuschauen, doch plötzlich trifft mich der Schlag. Es wird mir bewusst, dass ich nie in der Lage sein werde, mit ihnen zusammen Fussball zu spielen, so wie es andere Väter tun. Ich bin der Ahornbaum, der daneben zuschaut und langsam seine Blätter verliert. Bloss gibt es für mich keinen Frühling, wo alles von Neuem blüht. Das schmettert mich nieder. Meine Augen füllen sich mit Tränen und ich kann nur noch hemmungslos heulen. Die Tränen vergehen, doch die Traurigkeit bleibt. Auf dem Stuhl sitzend starre ich Löcher in die Luft und warte auf den nächsten Schlag. Stehe ich kurz vor einem Nervenzusammenbruch oder schon mittendrin? Nichts geschieht und langsam finde ich wieder zu mir selbst.

Meine guten Vorsätze, wie «dem Feind begegnen» und «meinen Geist bekommst du nicht» scheinen in weiter Ferne. Solche Vorsätze setzt man sich, wenn es einem gut geht, nicht an Tagen wie diesen. Wie soll ich kämpfen? Es ist ein ungleicher Kampf. Ich bin im Boxring das Fliegengewicht und stehe dem Schwergewichtsweltmeister gegenüber. Er drängt mich in die Ecke und zerstört mit einem Schlag meine Verteidigung. Hilflos muss ich warten, bis es vorbei geht.

Solche Tage gibt es ab und zu. Meistens summieren sich mehrere kleine Ärgernisse, die schliesslich das Fass zum Überlaufen bringen und mich niederschlagen. Oft trifft es mich unvorbereitet. Es belastet mich, dass ich selten bis nie Erfolgserlebnisse verbuchen kann. Der Kraftverlust erfolgt kontinuierlich und ich weiss, es geht weiter abwärts. Vielleicht erlebe ich morgen einen besseren Tag mit mehr Power. Doch in absehbarer Zeit wird sowas wie heute der Normalzustand sein und in einem halben Jahr wäre ich froh, hätte ich noch so viel Kraft wie jetzt. Das nagt an der Psyche. Woraus soll ich Hoffnung und Energie schöpfen? Für mich bedeutet es bereits ein Erfolg, wenn ich weniger schnell an Kraft verliere. Schwächer werde ich jedoch sicher. Meine Sorgen in Wein zu ertränken wäre naheliegend, kommt aber nicht in Frage. Durch die verminderte Muskelmasse reagiert mein Körper viel empfindlicher auf Alkohol als früher. Schon eine kleine Menge zu viel verursacht noch mehr Schwäche und längere Erholungszeiten. Das tue ich mir nicht an.

Doch es gibt sie tatsächlich, die guten Tage, wenn alles eine Spur leichter fällt. Automatisch frage ich mich, woran das liegt. Was ist heute anders als gestern? Liegt es am Essen? Nahm ich irgendeinen Superfood zu mir, der mir extra Kräfte verleiht, wie der Spinat von Popeye oder der Zaubertrank von Miraculix? Über Monate hinweg probiere ich herauszufinden, welche Nahrungsmittel mir guttun und welche nicht. Nie kann ich einen Zusammenhang zwischen bestimmten Lebensmitteln und der Tagesform herstellen.

Ebenso verzwickt wird es, wenn ich die Wirksamkeit von Medikamenten, Naturprodukten, alternativen Heilmethoden oder Therapien an mir beurteilen möchte. Die Krankheit schreitet dermassen langsam voran, dass verlässliche Schlussfolgerungen beinahe unmöglich sind. Kurzfristig lassen sich Begleitsymptome lindern, etwa durch Massagen, Lymphdrainagen, Dehnübungen oder warmen Bädern. Um herauszufinden, was mir längerfristig nützt, müsste ich ein bestimmtes Mittel über Monate hinweg konsequent und ausschliesslich anwenden und nach einem Jahr meinen Zustand kontrollieren. Hat sich der Fortschritt verlangsamt? Spüre ich einen Unterschied? Ich weiss aber nicht, wie der Verlauf in dieser Zeit ohne das zu testende Mittel gewesen wäre. Vielleicht ginge es mir sogar besser, wenn ich nichts gemacht hätte.

Meine Krise flaut langsam ab. Durch die Hilfe von Yuko geht es mir allmählich besser. Sie kann mir die Krankheit zwar nicht abnehmen, doch sie gibt mir das Gefühl, diese Last nicht allein tragen zu müssen. Ich realisiere erneut, wie wichtig das Umfeld für mich ist. Ohne Yuko wäre alles viel schlimmer.

Muskelkrank leben

Eine Frage, die wiederholt an mich gerichtet wurde und ich mir selbst ab und zu stellte, lautet: «Wie schaffst du den täglichen Wahnsinn im Umgang mit einer Muskelkrankheit, ohne vollends durchzudrehen?» Trotz jahrelanger Erfahrung weiss ich es selbst nicht. Ich vermute, folgende Faktoren spielen eine Rolle und tragen dazu bei, dass ich bis jetzt noch nicht ein völliges Nervenbündel bin.

Nach der Diagnose half mir das Lied von Edoardo Bennato, mich neu zu orientieren. Es fühlte sich buchstäblich so an, wie im Text: vom gemachten Mann zurück auf Feld Null und von vorne beginnen. Dieser Kampf würde zwar härter werden, aber ich wollte hartnäckig sein. Buchstäblich die ganze Kraft würde ich in meine fragilen Nerven stecken. Selten identifizierte ich mich mehr mit einem Lied als mit diesem.

Der Vorsatz, nach vorne zu schauen, den ich mir früh zurechtlegte, hält mich davon ab, mit dem Schicksal zu hadern. Es ist so, wie es ist. Ich muss versuchen, damit klarzukommen und das Beste daraus zu machen. Allerdings ist dieses Motto ein zweischneidiges Schwert. Um nach vorne zu schauen, brauche ich Perspektiven, aber diese sind bei Muskelkrankheiten leider düster. Ich trauere also einerseits nicht der Vergangenheit nach und verdränge andererseits am besten auch noch meine fernere Zukunft. Was bleibt da noch übrig? Die Gegenwart erhält einen bisher ungeahnten Stellenwert. Ich mache mir den Weg zum Ziel. Seltsam oder nicht, dieser Vorsatz verleiht mir eine innere Ruhe. Selbst wenn ich morgen sterben müsste, was ich nicht hoffe, würde ich in der Gewissheit gehen, alles Mögliche getan zu haben in der Zeit, die mir gegeben war. Den Rat Gandalfs (> *S. 121*) nahm ich mir zu Herzen. Durch diese Ruhe blieb mir bis jetzt auch eine Midlife-Crisis erspart. Ich legte mir nie eine Bucket-list zurecht, wie Gleitschirm fliegen lernen oder die Route 66 mit dem Motorrad abzufahren. Es kam keine Panik auf, etwas im Leben zu verpassen. Ich durfte viel erleben und die Welt bereisen. Meine Absicht, Gelegenheiten wahrzunehmen, setzte ich um und bemühe mich immer noch, es zu tun. Nur die Gegenwart zählt.

Ob ich früher schon eine geduldige Person war, wage ich zu bezweifeln. In der Blüte meiner körperlichen Verfassung war ich sicher nicht geduldiger als gleichaltrige Kollegen. Eher besonnen und fokussiert, aber nicht geduldig. Ich vermute, dieser Charakterzug entwickelte sich erst, als er zwangsläufig wichtig wurde. Ohne Geduld geht nicht viel. Bereits zu Beginn der Krankheit bekam ich zu spüren, dass Aktivitäten und Handgriffe plötzlich länger dauerten. Ich musste mir zwingend mehr Zeit geben. Zu viel oder schnell etwas erledigen zu wollen, war kontraproduktiv. Sowas führte nur zu Stress, Müdigkeit und zusätzlichen Pausen, was alles noch mehr in die Länge zog. Früher schaffte ich es locker, am Morgen innert 20 bis 30 Minuten nach dem Aufstehen bereit zu sein, das Haus zu verlassen. Ankleiden, waschen, rasieren und noch kurz was essen ging problemlos. Mittlerweile brauche ich dafür die Hilfe meiner Frau und bin froh, wenn mir neunzig Minuten zur Verfügung stehen. Da alles länger dauert, packe ich nicht mehr so viele Termine in die Tagesagenda. Das langsamere Tempo verhindert ein Leben auf der Überholspur. Damit kann ich gut leben. Stattdessen braucht es die extra Portion Geduld. Ein Gegenstand, der mir aus den Händen gleitet, bleibt am Boden, wenn niemand zugegen ist, um ihn aufzuheben. Ärgern nützt nichts. Ich beschäftige keinen ständig verfügbaren persönlichen Assistenten. Darum gibt es schlichtweg nichts anderes, als nachsichtig mit mir selbst und meiner Umgebung zu sein.

Ebenso viel Geduld benötigt automatisch auch mein engstes Umfeld, hauptsächlich meine Frau. Von vielen Tätigkeiten des täglichen Lebens, wie einkaufen, kochen oder putzen musste ich mich verabschieden. Ich brauche morgens Hilfe aufzustehen, beim Duschen oder Baden sowie abends beim Zubettgehen. Yuko leistet hier beinahe die ganze Arbeit und dafür bin ich unendlich dankbar. Wäre ich alleinstehend, müsste ich in ein Pflegeheim umziehen, da ich zu wenig selbstständig bin im Alltag. Nur schon das Glück, zu Hause leben zu können, bedeutet mir viel. Es trägt zu einem zufriedenen Leben bei. Trotz meinem Pflegebedürfnis richten wir den Alltag nicht bloss auf mich aus. Yuko braucht ihre Freizeit und auch ihr Teilzeitjob bringt zusätzlichen Abstand. Gleichzeitig ermöglicht mir meine Arbeitgeberin, ein reduziertes Pensum wahrzunehmen, eine willkommene Abwechslung für mich. Sei es zu Hause, im Freundeskreis oder bei der Arbeit: An Engagement und Wohlwollen fehlt es in meinem Umfeld nicht. Mental ist das Gold wert.

Positive Aspekte muss ich mir ab und zu explizit ins Bewusstsein rufen. Es gibt Tage, an denen mir nichts gelingt, ich schwach bin und mich viel belastet. Diese Last bringt mich mental in eine Schieflage. Sie drückt wie ein Gewicht in einer Waagschale eine Seite nach unten. Indem ich mich bewusst an Highlights aus meinem Leben erinnere, versuche ich, die andere Waagschale zu füllen und ein Gleichgewicht zu erlangen. Wenn ich es schaffe, den Kopf mit positiven Gedanken zu füllen, wirkt sich das auf meinen Körper aus. Körper und Geist können nur gemeinsam erfolgreich sein. Ich weiss, ich habe Freunde, die mit mir durch dick und dünn gehen. Zusammen können wir improvisieren, Hindernisse überwinden und sogar noch darüber scherzen. Mein Charakter hat sich gefestigt. Man schätzt und respektiert mich, so wie ich bin. Ich muss keine Angst mehr haben, aus einer Gruppe ausgeschlossen zu werden.

Ich ernähre mich bewusster und massvoller als früher. Da bereits kleinere Erkältungen zunehmend an die Substanz gehen, versuche ich, gesund zu leben und mein Immunsystem zu stärken. Eine spezielle Diät verfolge ich jedoch nicht. Essen soll auch Genuss sein. Ich liebe Joghurt, Mandarinen und auch Tomaten. Mit Vermicelles jedoch kann ich heute noch nichts anfangen. Vielleicht liegt es auch am Alter, aber ich meide weitgehend Fast-Food-Restaurants. Früher machte es mir nichts aus, all die verschiedenen Burgers auszuprobieren. Mittlerweile fühlt sich dieses Essen, obwohl gut gesalzen, meistens eher künstlich und geschmacklos an. Deshalb bevorzuge ich gute und gesunde Kost, wie es in der japanischen oder auch in der italienischen Küche vorherrscht. Dazu noch ein Glas Wein zum Geniessen. Den Espresso gibt es ab und zu nach einer Mahlzeit. Sonst trinke ich keinen Kaffee mehr. Selbst eine kleine Dosis Koffein auf nüchternen Magen macht mich schnell nervös und zittrig.

Nicht zuletzt muss ich anerkennen, dass ich in vielerlei Hinsicht auch Glück habe. Ich lebe in der Schweiz und nicht in einem Entwicklungsland. Wohl nirgends liegt das Gesamtpaket an Lebensqualität, medizinischer Versorgung oder finanzieller Sicherheit auf einem derart hohen Niveau, wie hier. Glücklicherweise verfüge ich über ein grossartiges Umfeld, das mich überall unterstützt und die Krankheit schreitet nur langsam fort. Wieviel Glück wird mir noch widerfahren? Glaube ich an Wunder oder an eine wundersame Heilung? Wunder ja, aber die Krankheit wird immer ein Teil von mir bleiben, sowohl im Körper wie auch im Geist. Hier kommt erneut ein Zitat von Albert Einstein gelegen, publiziert in einem Buch von Robert E. Hinshaw: «Es gibt zwei Arten, sein Leben zu leben. Entweder so, als wäre nichts ein Wunder, oder so, als wäre alles eines»[13]. Die Quantenmechanik lehrte mich, dass Wunder real existieren. Die Evolution der Menschheit seit dem Urknall ist so fantastisch, dass doch jeder Mensch auf der Welt von sich behaupten kann, ein Wunder zu sein. Na, wenn das kein gutes Gefühl gibt.

In all diesen Punkten sehe ich die Hauptgründe für meine innere Zufriedenheit, die es mir ermöglicht, muskelkrank zu leben.

---

13 Hinshaw, 2006

Was bleibt noch zu sagen nach den Erlebnisberichten sowie dem Einblick in meine Gefühls- und Gedankenwelt? Die eigenen Verhältnisse objektiver zu beurteilen, scheint mir wichtig. Uns alle plagen Alltagssorgen, doch trotzdem ist Bescheidenheit angebracht. Auf meinen Reisen in Südostasien erlebte ich hautnah, unter welch prekären Bedingungen unzählige Leute existieren müssen. Millionen von Kindern leben verarmt, unterernährt und ohne Zugang zu medizinischer Versorgung. Überall auf der Welt leiden traumatisierte Menschen unter Krieg, Gewalt und Ausbeutung. Ich hingegen wohne in der Schweiz und man kümmert sich um mich. Wie kann ich in dieser Situation mehr verlangen? Wenn ich somit keinen Grund sehe, mich zu beklagen, sollte das für viele andere auch zutreffen. Darum hier meine Aufforderung an alle Nörgler, notorisch Unzufriedenen, Hasskommentatoren und Wutbürger jeglichen Geschlechts: Wisst es zu schätzen, dass ihr in einem Land, wie der Schweiz lebt und nicht in einem Staat, der gar seine grundlegendsten Funktionen nicht mehr erfüllen kann. Vor diesem Hintergrund überlegt euch gut, wie angebracht eine Kritik ist, bevor ihr reklamiert.

Zum Abschluss noch der Hinweis auf einige Lebensweisheiten, abgedruckt als Postkarte auf der nächsten Seite. Sie könnten nicht besser zusammenfassen, worum es im Leben geht.

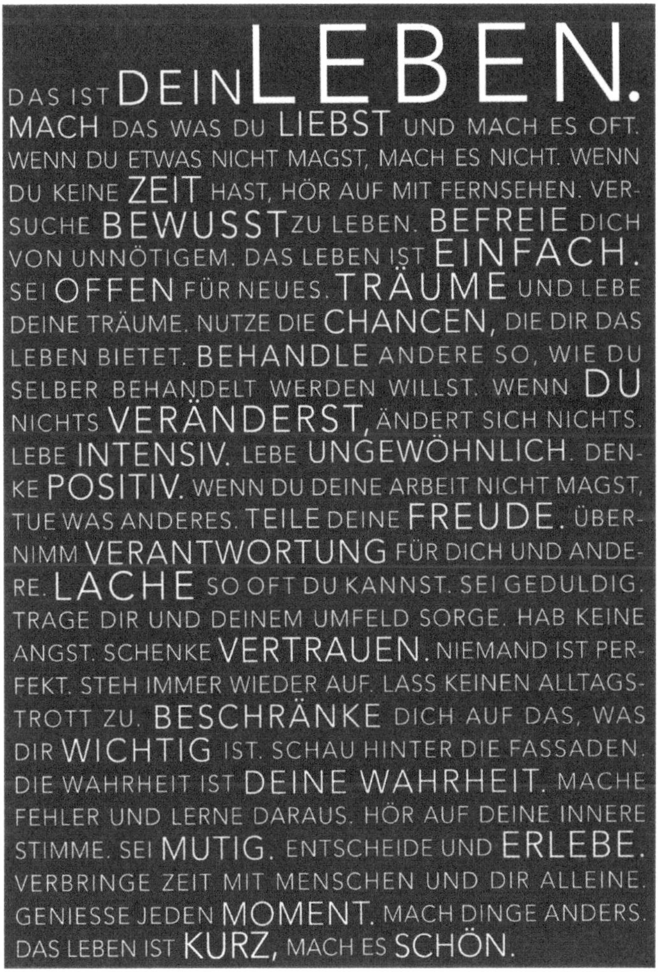

Abbildung 19:
Das ist dein Leben
(KURTS GmbH, 2014)

Teil 3:
Muskelkrank im Alltag

Diagnose: muskelkrank. Was nun?

Wem einmal die Diagnose muskelkrank eröffnet wurde, erinnert sich vermutlich für den Rest des Lebens an diesen Moment. Ein Ereignis, bei dem Fakten offengelegt werden und sich eine unangenehme Wahrheit präsentiert, geht nicht spurlos vorüber.

Vielleicht gab es schon Monate zuvor verdächtige Anzeichen oder mulmige Gefühle, dass etwas nicht stimmte. Symptome, die unscheinbar begonnen hatten, gaben zunehmend Rätsel auf. Schliesslich die Diagnose und damit das Ende einer quälenden Ungewissheit. Womöglich aber traf es jemanden auch völlig unvorbereitet in der Blüte des Lebens und wie ein Blitz aus heiterem Himmel. In beiden Fällen erschüttert solch ein Befund zutiefst, ähnlich wie beispielsweise bei einer Krebserkrankung. Natürliche Reaktionen sind etwa in Schock zu erstarren und innerlich angespannt oder gar wütend zu werden. Der Boden unter den Füssen wird wie weggezogen, wenn sich Ängste vor Sterben und Tod nicht mehr verdrängen lassen und man gezwungen wird, sich damit auseinanderzusetzen. Emotionen kommen und gehen. Ein anfängliches Verleugnen kann allmählich in Wut und Depression übergehen bis vielleicht zuletzt eine Akzeptanz eintritt.

Einen gravierenden Befund zu übermitteln, erfordert von der zuständigen Fachperson hohe kommunikative Kompetenzen, Fingerspitzengefühl und viel Empathie. Patienten unter Stress reagieren äusserst sensibel auf die Art und Weise, wie sie die Informationen vermittelt bekommen. Bestenfalls fühlen sie sich vom Fachpersonal verstanden, ernst genommen und wohlversorgt. Im

Gegensatz dazu kann ein schlecht verlaufendes Gespräch dieses Verhältnis aber auch ruinieren, wenn Misstrauen und Irritation überhandnehmen. Es existieren Leitfäden und Richtlinien für Ärzte, worauf beim Eröffnen von schlimmen Diagnosen zu achten ist.

- Das Gespräch soll persönlich und nicht telefonisch stattfinden.
- Betroffene sind aufzufordern, eine Vertrauensperson als Stütze zum Termin mitzunehmen.
- Genügend Zeit in einer ruhigen und ungestörten Atmosphäre muss vorhanden sein, um die Informationen aufzunehmen.
- Während des Gesprächs soll die Ärztin auf den Wissensstand und das Informationsbedürfnis des Gegenübers eingehen. Es ist zu respektieren, dass nicht alle restlos alles wissen möchten.
- Die Konsultation dient gleichzeitig auch dazu, potenzielle Bewältigungsstrategien (englisch: coping) anzusprechen.
- Mögliche Folgetermine dienen dazu, später aufkommende Fragen zu klären, auf Wunsch im Beisein einer Seelsorgerin oder einer Psychologin.

Zunächst gilt es, das Leben, das so abrupt auf den Kopf gestellt wurde, neu zu ordnen. Doch womit und wie beginnen? Nicht nur die Diagnose selbst, sondern auch die aufkommenden organisatorischen Aufgaben zehren an den Nerven. Wohin sollen sich Erkrankte wenden und wer berät sie in medizinischen, therapeutischen und organisatorischen Fragen? In der Schweiz betreiben sieben Universitätsspitäler regionale neuromuskuläre Zentren. Diese kümmern sich um Betroffene direkt nach der Diagnose, bei genügend starkem Verdacht auch vorher. Die Zentren unterstützen damit bereits von Beginn weg umfassend und fachkundig in allen Belangen.

Medizinische und therapeutische Massnahmen

Die sieben Zentren befinden sich in Basel, Bern, St. Gallen, Zürich, Tessin (Lugano bzw. Bellinzona), Lausanne und Genf. Sämtliche Kliniken bieten ihre Dienste sowohl Erwachsenen als auch Kindern und Jugendlichen an. Wenn im Angebot, kann ein stationärer Aufenthalt sinnvoll sein, um das weitere Vorgehen in verschiedensten Fachbereichen zu planen:

- Die Physiotherapie erstellt individuelle Trainingsprogramme, um die noch vorhandene Muskelkraft so gut wie möglich zu erhalten und beweglich zu bleiben.
- Ergotherapeutinnen beraten zu möglichen Hilfsmitteln im Alltag.
- Um die Sprech-, Schluck- und Atemmuskulatur kümmern sich Expertinnen aus der Logopädie der Ernährungsberatung und der Pneumologie. Weitere Spezialisten und Sozialberaterinnen runden das Angebot ab.

Der Sozialdienst des Spitals unterstützt in organisatorischen Fragen und vermittelt Fachstellen.

- Wer übernimmt die Pflege und Betreuung?
- Wie kann die Wohn- oder Arbeitssituation optimal gestaltet werden, um weiterhin selbstbestimmt leben zu können und mobil zu bleiben?

Idealerweise koordiniert die gleiche Fachperson über längere Zeit die verschiedenen Massnahmen, z. B. im Rahmen eines Case Managements (siehe dazu auch > S. 158). Muskelzentren betreuen ihre Patienten während der gesamten Krankheitsdauer. Sie planen, soweit sinnvoll, regelmässig weitere stationäre Aufenthalte ein, um den Krankheitsverlauf zu dokumentieren und die Therapien anzupassen.

Fachleute und Organisationen riefen ein Netzwerk namens «Myosuisse» (*>Links, S. 247*) ins Leben, dem auch alle sieben Muskelzentren angehören. Das Netzwerk bezweckt, in allen Regionen der Schweiz, muskelkranke Menschen sowie ihre Angehörigen umfassend zu betreuen und professionell zu beraten. Myosuisse ist ein Projekt der Stiftung «fondation suisse de recherche sur les maladies musculaires» (FSRMM). Als Teil dieses Netzwerks führt der Verein «Schweizerische Muskelgesellschaft» (*>Links, S. 247*) ein Verzeichnis von Fachpersonen, die sich mit neuromuskulären Erkrankungen auseinandersetzen. Dadurch finden sich leichter entsprechende Ärzte und Therapeutinnen in der Nähe des Wohnortes.

Wie wichtig das Arbeiten mit Fachleuten ist, die sich mit Muskelkrankheiten auskennen, erfuhr ich am eigenen Leibe. Kurz nach der Diagnose kam ich auf die Idee, vermehrt ins Fitnessstudio zu gehen. Den Körper etwas in Form zu halten, konnte sicher nicht schaden. Mein Fitnesstrainer trieb mich im Kraftraum jedoch dazu an, ständig noch mehr Gewichte bzw. Repetitionen anzuhängen. Der Versuch, das Letzte aus meinem Körper herauszuholen, war in meinem Fall kontraproduktiv. Ich ermüdete schnell und benötigte viel mehr Zeit, um mich zu erholen. Was im gesunden Körper für den Muskelaufbau vielleicht angebracht ist, kann Muskelkranken hingegen schaden.

IV-Anmeldung, Patientenverfügung, Vorsorgeauftrag

Wenn die Diagnose muskelkrank feststeht, allenfalls auch schon vorher, ist einer der ersten Schritte, sich bei einer Sozialversicherung anzumelden. Sobald absehbar wird, dass ein Gesundheitsschaden voraussichtlich deren Leistungen auslöst, soll das geschehen. In der Schweiz wohnhafte Personen im erwerbsfähigen Alter und Minderjährige wenden sich an die Invalidenversicherung (IV), Pensionäre an die Alters- und Hinterlassenenversicherung (AHV). Die verschiedenen Dienste von IV und AHV thematisiert das Kapitel > *Sozialversicherungen, S. 159*. Sie umfassen viel mehr als nur Rentenzahlungen. Die IV versucht beispielsweise, Personen möglichst lange im Arbeitsprozess zu halten, sei es durch Umschulen oder durch einen angepassten Arbeitsplatz. Ausserdem finanziert sie benötigte Hilfsmittel. Bei sehr seltenen Krankheiten und ungewisser Diagnose fehlt es den Sozialversicherungen aber unter Umständen an der gesetzlichen Grundlage, Leistungen auszurichten. Das macht es für Betroffene noch schwieriger.

Auch wenn der Gedanke belastet, es ist nie zu früh zu überlegen, welche medizinischen Massnahmen gewünscht bzw. nicht gewünscht sind. Eine Patientenverfügung (> *Links, S. 247*) hält dies fest. Die urteilsfähige Person verfügt darin, was geschieht, wenn sie urteilsunfähig wird oder bestimmt eine Person, die für sie entscheidet. Es existieren verschiedenste Vorlagen im Internet, wobei jedoch nicht alle brauchbar sind. Mit Datum und Unterschrift versehen wird das Dokument rechtsgültig, wenn es konkret genug formuliert ist. Der Begriff «keine lebenserhaltenden Massnahmen» allein reicht nicht. Detailliertere Instruktionen zu Ernährung, Flüssigkeitszufuhr, Beatmung oder schmerzstillenden Medikamenten sind notwendig. Je ausführlicher und genauer die Weisungen sind, desto einfacher wird es für das Fachpersonal, im gewollten Sinne zu handeln (> *S. 74*).

Solange die Person urteilsfähig bleibt, kann sie jederzeit ihre Wünsche ändern oder widerrufen. Vorzugsweise aktualisiert sie alle paar Jahre das Dokument mit Datum und Unterschrift. Sowohl die Hausärztin wie auch andere Vertrauenspersonen sollten eine Kopie davon besitzen. Einerseits können sie allfällige Unklarheiten ansprechen, andererseits stellen sie damit sicher, dass die Verfügung im Notfall auffindbar ist.

Das zweite wichtige Dokument, eigenständig zu bleiben, heisst Vorsorgeauftrag (> *Links, S. 247*). Dieser legt fest, wer in den drei Bereichen Personensorge, Vermögenssorge und Rechtsverkehr die Person vertritt, wenn diese urteilsunfähig wird. Selbst bei verheirateten Paaren ist ein Vorsorgeauftrag sinnvoll, da der Ehepartner nicht automatisch in allen Belangen das alleinige Vertretungsrecht besitzt. Bei Immobilienangelegenheiten wird sich beispielsweise die Kinder- und Erwachsenenschutzbehörde (KESB) einschalten, falls kein Vorsorgeauftrag vorliegt.

Das Segment Personensorge geht darauf ein, wer sich um das körperliche, geistige und seelische Wohl der urteilsunfähigen Person kümmert. Die Beauftragte kann sich dann zu Themen in der Pflege oder über Heimaufenthalte äussern. Bei allfälligen Widersprüchen gelten vorrangig die Instruktionen in der Patientenverfügung. Der Abschnitt Vermögenssorge setzt fest, wer das vorhandene Vermögen verwaltet und die laufenden Rechnungen bezahlt. Der letzte Bereich regelt die Vertretung im Rechtsverkehr gegenüber Behörden, Versicherungen und Geschäftspartnern. Die genannte Person darf dann im Namen der Auftraggeberin Verträge abschliessen und auflösen. Sowohl die Vermögenssorge als auch die Vertretung im Rechtsverkehr kann auch eine juristische Person ausüben, zum Beispiel eine Treuhandfirma.

Damit der Vorsorgeauftrag rechtsgültig ist, muss er von Anfang bis Ende eigenhändig niedergeschrieben und mit Datum und Unterschrift versehen sein. Falls das nicht möglich ist, muss ein Notariat ihn öffentlich beurkunden. Wie die Patientenverfügung nützt auch ein Vorsorgeauftrag nur, wenn bekannt ist, dass er existiert und wo er aufbewahrt wird. Ein Eintrag ins Register des

Zivilstandsamtes stellt dies sicher. Auftraggebende besprechen den Inhalt möglichst mit den eingesetzten Personen und händigen ihnen eine Kopie aus. Diese müssen dem Mandat zustimmen und sich der Tragweite ihres Handelns bewusst sein. Womöglich sind Ersatzpersonen aufzuführen, falls die erstgenannte Person die Aufgabe aus irgendwelchen Gründen nicht wahrnehmen kann.

Die beiden Instrumente Patientenverfügung und Vorsorgeauftrag stellen sicher, wichtige Anliegen bis zum Tod selbst bestimmen zu können. Um das Vermögen nach dem Ableben zu regeln, eignen sich andere Formate, wie das Testament oder der Erbvertrag.

Ergotherapie

Der Name Ergotherapie führt auf das altgriechische Wort ἔργον (ergon) zurück, welches «Werk» oder «Tätigkeit» bedeutet. Als Teil eines therapeutischen Gesamtkonzepts fokussiert sie auf Massnahmen, um den Alltag zu bewältigen. Sie zielt darauf ab, Tätigkeiten in Beruf und Freizeit so lange wie möglich zu erhalten und damit zu einem aktiven und selbstbestimmten Leben zu verhelfen. Um das zu erreichen, kommt in Frage:

- Die Umgebung durch Umbauten den Bedürfnissen anpassen
- Hilfsmittel einsetzen
- Sich veränderte Strategien aneignen, um eine Lebenssituation zu meistern, beispielsweise mit der linken Hand unterschreiben lernen.

Die ersten ergotherapeutischen Themen tauchen oft bereits früh auf:

- Welche Hilfsmittel könnten bei aktuell vorhandenen Schwächen helfen?
- Ist die Person in absehbarer Zeit auf einen Rollstuhl angewiesen? Sind andere kostenintensive Hilfsmittel zu erwarten?
- Sind bauliche Massnahmen im häuslichen oder beruflichen Umfeld nötig, um sich später barrierefrei bewegen zu können?

– Muss ein Fahrzeug umgebaut werden, um künftig mobil zu bleiben?

Hier ist vorausschauendes Planen gefragt, zusammen mit Fachleuten, die sich mit dem Krankheitsbild auskennen. Grössere Umbauprojekte brauchen Zeit und sind üblicherweise nicht kurzfristig zu realisieren.

Körperkräfte ökonomisch zu nutzen, gehört auch zum Programm einer Ergotherapie Geschwächte Personen sollen die eigenen Belastungsgrenzen kennen und damit Stresssituationen vermeiden. Bei neuromuskulären Erkrankungen braucht der Körper bereits bei normalen Aktivitäten mehr Kraft und erreicht daher viel schneller die Leistungsgrenze. Was darüber hinaus geht, erschöpft und schwächt die Muskeln zusätzlich. Das Üben und Optimieren von Handlungen geschieht unter dem Kürzel ADL-Training (Aktivitäten des täglichen Lebens). Je nach Bedürfnis gehören dazu Körperpflege, an- und auskleiden, zuführen von Nahrung oder Umgang mit einem Rollstuhl. Die Angehörigen können miteinbezogen werden, um sie durch die verbesserte Methodik zu entlasten.

Patienten über längere Zeit ergotherapeutisch zu begleiten, erfordert viel Flexibilität. Fortschreitende Krankheiten zwingen, die Zielsetzungen ständig dem Verlauf und den veränderten Bedürfnissen anzupassen. Hilfsmittel, die gestern noch halfen, nützen heute vielleicht nichts mehr. Ein fundiertes und vorausschauendes Management der Hilfsmittel erspart viel Aufwand.

Gängige Hilfsmittel sind:

- Pflegebetten, Aufsteh- und Transferhilfen
- Gehhilfen, Orthesen (Schienen und Stützapparate), Rollstühle
- Toilettensitzerhöhungen, Duschstühle, Badewannen-Deckenlifte, Patientenheber
- Elektronische Kommunikationshilfen und Umfeld Steuerungen

- Bei Kraftverlust in den Fingern: Utensilien, um die Feinmotorik zu trainieren und zu verbessern, beispielsweise Tennisbälle, Murmeln, Korken oder Knetmasse

Wer im Internet nach Hilfsmitteln für Leute mit Handicap sucht, findet schnell etliche Herstellerfirmen und ihre Produkte. Die richtige Auswahl zu treffen, kann jedoch herausfordernd sein. Zum einen sind da persönliche Präferenzen (oder auch Abneigungen), die bei allen Menschen anders sind. Neu eingesetzte Hilfsmittel erfordern umstellen und sich daran gewöhnen. Gewohnte Handgriffe und Abläufe ändern sich, was zuerst als Rückschritt erscheinen mag. Zum anderen ist es schwierig, abzuschätzen, was längerfristig am meisten nützt. Oft dauert es Wochen oder Monate, ein Gerät zu beschaffen und zu finanzieren. Die Gefahr besteht, beim Organisieren von Hilfsmitteln ständig der Krankheit hinterher zu hinken. Der nächste Abschnitt befasst sich detaillierter mit dieser Problematik.

Hilfsmittel beschaffen

Wann wäre ein idealer Zeitpunkt, sich ein Hilfsmittel zu beschaffen? Die gängige Antwort darauf lautet meist: besser früher als später. Was einfach tönt, ist in der Praxis jedoch manchmal schwierig umzusetzen. Nicht immer ist ein Handlungsbedarf sofort erkennbar. Beispielsweise gelingt das Duschen oder Baden anfänglich noch problemlos. Warum also etwas ändern? Kleine Ungeschicklichkeiten stören nur wenig und lassen sich mit einer schlechten Tagesform abtun.

Die gewohnten Abläufe benötigen aber je länger, je mehr Zeit und Geduld. Frust und Ärger häufen sich. Dazwischen gibt es ab und zu gute Tage, welche die Sorgen vorübergehend vergessen lassen. Trotz wachsenden Schwierigkeiten halten sich hartnäckig alte, jahrelang verinnerlichte Bewegungsmuster. Früher oder später zehrt der Ausstieg aus der Badewanne dann doch zu viel an den Kräften und man überlegt sich, ein Sitzbrett einzusetzen. Dabei erhöht sich aber zunehmend die Unfallgefahr durch einen ungeschickten Transfer oder einen Sturz rückwärts vom Brett in die Badewanne.

Hier ist eine dauerhafte Lösung angebracht, sobald die Tätigkeiten zu ermüden beginnen. Die frühe Installation eines Badewannen-Deckenlifts würde ein bequemes und unfallfreies Duschen oder Baden gewährleisten. Wenn der Lift gleichzeitig noch Toilette und Bett verbindet, wären die berühmten zwei Fliegen auf einen Streich geschlagen. Damit erübrigen sich zu einem späteren Zeitpunkt viele beschwerliche Transfers. Wer frühzeitig die Situation erkennt und bereit ist, ein Hilfsmittel einzusetzen, profitiert längerfristig. Unter Umständen leidet aber dafür die Selbstständigkeit.

Mit dem Entschluss zu handeln sind folgende Punkte zu überlegen, allenfalls zusammen mit Fachleuten:

- Was bezwecke ich mit dem Hilfsmitteleinsatz?
- Welches Hilfsmittel ist geeignet und wie nachhaltig kann ich es voraussichtlich einsetzen?
- Gelange ich an Tipps und Erfahrungen von anderen Betroffenen (Selbsthilfegruppen), um mir ein Bild von den Vor- und Nachteilen eines Produktes zu machen?
- Kann ich das gewünschte Modell einige Zeit zu Hause testen (zum Beispiel auf Mietbasis)?

Die Fachstelle «Schweizerische Arbeitsgemeinschaft Hilfsmittelberatung für Behinderte und Betagte» (SAHB) (> *Links, S. 247*) offeriert ihre Dienste an acht Standorten in der Schweiz. Sie unterhält in Oensingen eine Hilfsmittelausstellung namens Exma-VISION, wo Besucherinnen viele Produkte besichtigen und auch ausprobieren können. Da die SAHB die Produkte nicht selbst verkauft, garantiert sie eine neutrale Beratung. Vor allem bei baulichen Massnahmen zu Hause oder am Arbeitsplatz lohnt es sich, die SAHB einzubeziehen.

Nicht nur bei Hilfsmitteln, sondern auch bei anderen Gegenständen des täglichen Gebrauchs habe ich mir angewöhnt, die Dinge vor dem Kauf, wenn möglich in den Händen zu halten. Ich möchte wissen, ob ich sie überhaupt selbst bedienen kann. Meine Arme, Hände und Finger sind vielleicht zu wenig kräftig, einen Gegenstand zu halten oder dessen Knöpfe zu drücken. Was nützen mir eine neue elektrische Zahnbürste, ein Rasierapparat oder ein Steuerelement für das Pflegebett, wenn ich sie nicht ohne fremde Hilfe benützen kann?

Wenn die IV ein Hilfsmittel finanzieren soll, erstellt die Herstellerin eine Offerte, in der sämtliche Komponenten und deren Kosten ersichtlich sind. Dazu muss eine Ärztin den dringlichen Bedarf verordnen und eingehend medizinisch begründen. Zusammen mit einem schriftlichen Antrag reicht man diese Unterlagen ein.

Die IV prüft das Gesuch und teilt ihren Entscheid in einer Verfügung mit. Das kann einige Zeit beanspruchen, vor allem bei grösseren Investitionen. Wenn sie für ein neues Gerät aufkommt, wird es die Herstellerfirma bestellen und liefern, was wiederum Zeit und Geduld erfordert. Ein Produkt zu beziehen, bevor es finanziert ist, ist eher abzuraten.

Statt für ein fabrikneues Hilfsmittel zu bezahlen, kann die IV auch ein Occasionsgerät leihweise aus dem eigenen Depot abgeben. Die SAHB bewirtschaftet diese Depots. Egal ob Neukauf oder Occasion, die IV bleibt Eigentümerin des Hilfsmittels. Es geht nach Gebrauch zurück an das Depot und darf nicht selbstständig veräussert werden. Dafür kommt die IV für die regelmässige Wartung oder Reparaturen auf.

Personen im Pensionsalter richten das Gesuch an die AHV. Diese besitzt jedoch einen bedeutend kleineren Leistungskatalog als die IV (> *S. 163*).

Wer für ein Gerät selbst aufkommen muss, findet vielleicht etwas Passendes auf Internet-Auktionsplattformen (eBay, tutti.ch, ricardo.ch, zaster.ch u. a.) oder fragt bei Herstellerfirmen (Kontakt via SAHB *> Links, S. 247*) nach günstigen Occasionen, zum Beispiel Ausstellungsobjekten. Allerdings sind dabei auch Fragen zu Garantie und Wartung zu klären. Falls niemand das Hilfsmittel finanzieren will und der Erwerb das eigene Budget übersteigt, helfen eventuell Patientenorganisationen (*> Links, S. 247*) mit einem Beitrag.

Nicht nur Sozialversicherungen wie die IV bezahlen für medizinische Hilfsmittel. Das nächste Kapitel befasst sich mit Krankenkassen und weiteren Kostenträgern bzw. ihren Dienstleistungen.

Finanzierung von Leistungen

Für die überwiegende Mehrheit der Bevölkerung sind Kosten einer schweren Erkrankung allein nicht tragbar. Nicht nur Arzt- bzw. Spital- und Therapierechnungen, sondern auch teure Hilfsmittel und Umbauten sprengen beinahe jedes Budget. Dazu kommen noch krankheitsbedingte Lohneinbussen. Verschiedene Institutionen federn finanzielle Belastungen ab. Es braucht zwar ab und zu Geduld und Hartnäckigkeit, um Ansprüche geltend zu machen. Meistens lohnt es sich aber, sich nicht zu schnell unterkriegen zu lassen und auf legitimen Leistungsansprüchen zu bestehen.

An dieser Stelle möchte ich eine Lanze brechen für all die Sachbearbeiterinnen der verschiedenen Kostenträger. Es liegt im Interesse aller, die Gelder sinnvoll einzusetzen und denen zukommen zu lassen, die sie auch benötigen. Schlagzeilen über Scheininvalide und Sozialschmarotzer nützen niemandem. Zugegeben, manche Entscheide von Institutionen sind schwer nachvollziehbar. Sie werden oft zurecht als kleinlich, stur, unfair oder realitätsfremd wahrgenommen. Dagegen vorzugehen, braucht Nerven und häufig die Dienste von Anwälten. Oftmals jedoch schreibt das Gesetz den Leistungskatalog vor. Statt also die Angestellten einer Versicherung ins Pfefferland zu wünschen, sollten wir als Gesellschaft überlegen, wie wir mit Benachteiligten in unserer Mitte umgehen wollen. Darauf sind die Gesetze auszurichten. Es kann jeden treffen, plötzlich auf Gelder angewiesen zu sein.

Krankenkassen

Über die obligatorische Grundversicherung rechnet die Kasse die meisten ihrer Leistungen ab. Diese sind gesetzlich festgehalten und ermöglichen eine medizinische Grundversorgung. Dazu gehören u.a. ärztliche Untersuchungen, Therapien, medizinische Transporte, Arzneimittel, Pflegetätigkeiten sowie medizinisch notwendige Hilfsmittel. Ausser Zahnbehandlungen sind die meisten Fachbereiche der Schulmedizin abgedeckt.

Die Grundversicherung beteiligt sich an Krankentransporten mit einem Anteil von 50 % bis zu maximal 500 Franken pro Jahr. Fahrten zu Arzt und Therapie sind nicht Transport- sondern Reisekosten und damit nicht gedeckt. Die Auslagen nehmen indessen rasant zu, wenn eine wenig mobile Person den öffentlichen Verkehr (ÖV) nicht nutzen kann und auf ein Taxi angewiesen ist. Mit einem ärztlichen Attest lässt sich die Krankenversicherung vielleicht dazu bewegen, diese Auslagen als Transportkosten zu bewerten. Die Kasse entscheidet abschliessend, ob und wieviel sie übernimmt. Bestenfalls deckt eine allfällige Zusatzversicherung (> *S. 157*) gewisse Kosten ab.

Bei den Medikamenten stützt sich die Kasse einerseits auf die Spezialitätenliste (SL) andererseits auf die Arzneimittelliste mit Tarif (ALT) Beide Listen führt das Bundesamt für Gesundheit (BAG). Vor allem Krebspatienten, aber auch Muskelkranke stellen oft fest, dass neuere, teure Medikamente noch nicht auf diesen Listen erscheinen. Sie müssen daher ein Ausnahmegesuch der Kasse schreiben und bitten, die Kosten zu übernehmen. Bei einem hohen Nutzen und fehlenden Alternativen erlaubt das Gesetz der Kasse, das Gesuch zu bewilligen (Krankenversicherungsverordnung (KVV) Art. 71a–71d). Es muss sich in jedem Fall um eine tödliche oder sehr schwere Krankheit handeln. Leider beurteilen die Kassen solche Anfragen unterschiedlich, beispielsweise zu welchem Anteil sie sich beteiligen. Auch hier gilt: dranbleiben und zusammen mit der Ärztin mehrmals nachhaken. Im äussersten Fall fordere man von der Kasse eine begründete Verfügung und die Unterlagen an. Damit können Versicherte sich an die Ombudsstelle für Krankenversicherungen wenden, die versucht zu vermitteln.

Die Grundversicherung bezahlt einen Beitrag, um eine Person zu pflegen, vorausgesetzt es ist ärztlich verordnet und eine zugelassene Fachperson führt es aus. Auch die Versicherten sowie der Kanton und/oder die Gemeinden beteiligen sich an diesen Kosten. Die Pflegeleistungen sind gesetzlich in der Krankenpflege-Leistungsverordnung (KLV) geregelt. Spitex-Organisationen oder selbstständige, diplomierte Pflegefachpersonen betreuen Erkrankte, die zu Hause wohnen.

Ein Teilgebiet in diesem Bereich ist die Grundpflege. Darunter fallen Handlungen, wie Hilfe beim Aufstehen, bei der Körperpflege oder Essen eingeben, nicht aber Spritzen verabreichen oder Wunden versorgen. Oft sind es nach wie vor pflegende Angehörige, die solche Pflichten ohne Entgelt ausführen. Nicht nur arbeiten sie gratis und entlasten durch diesen Frondienst das Gesundheitssystem, auch nehmen sie sogar Lohneinbussen in Kauf, um eine kranke Person möglichst lange zu Hause betreuen zu können. Das Bundesgericht hielt in einem wegweisenden Entscheid (K 156/04 vom 21. Juni 2006) fest, dass die Grundpflege nicht zwingend eine Person mit hochstehender Fachausbildung leisten muss, um kassenpflichtig zu sein. Es genügt ein Lehrgang, beispielsweise des Schweizerischen Roten Kreuzes (SRK), um in einer Gesundheitsinstitution eine Anstellung als Pflegehelferin zu bekommen. Aufgrund dieses Entscheids offerieren Spitex-ähnliche Firmen pflegenden Angehörigen einen Arbeitsvertrag. Sie bezahlen ihnen einen regulären Stundenlohn inklusive Sozialversicherungsbeiträge für die Grundpflege zu Hause. Eine Fachperson schult, betreut und unterstützt die Angehörigen in allen Belangen. Finanziert wird das Ganze über die Krankenkasse der gepflegten Person. Solange der Aufwand für die Angehörigen überschaubar ist, kann das eine gute Option sein. In späten Phasen einer Muskelkrankheit erhöht sich aber der Pflegeaufwand meist erheblich. Anzeichen von Burnout bei Pflegenden sind ernst zu nehmen und Anlass zu sein, entlastende Alternativen zu prüfen (> *Pflegende Angehörige, S. 170*).

Nicht nur für Medikamente, auch für medizinische Hilfsmittel gibt es eine Liste des BAG. Die Mittel- und Gegenständeliste (MigeL) enthält abschliessend alle von der Grundversicherung übernommenen Hilfsmittel. Einige für Muskelkranke relevante Artikel sind:

- Absauggeräte für Atemwege
- Applikationshilfen für die künstliche Ernährung
- Nervenstimulationsgeräte zur Schmerztherapie
- Gehhilfen / Orthesen (Stützapparate)
- Atemtherapiegeräte zur Sekretmobilisation, zum Beispiel der «cough assist»
- Geräte zur Therapie von Atemstörungen im Schlaf
- Kompressionsstrümpfe
- Blasenkatheter, Urin-Beinbeutel
- Vitalmonitore für Atmung und Kreislauf, Pulsoxymeter
- Therapeutische Bewegungsgeräte
- Tracheostoma-Hilfsmittel

Generell offerieren die Krankenkassen freiwillige Zusatzversicherungen. Diese decken Kosten, die über die Grundversicherung hinaus gehen. Interessant sind Modelle für alternative Heilmethoden, erweiterte Spitalversicherungen und ambulante Zusatzversicherungen.

- Die Alternativmedizin beinhaltet Bereiche, wie die traditionelle chinesische Medizin (TCM) oder die Osteopathie.
- Spitalversicherungen decken Mehrkosten ab bei Aufenthalt in einem Spital ausserhalb des Wohnkantons oder in der halbprivaten bzw. privaten Abteilung.
- Eine ambulante Zusatzversicherung bezahlt Anteile an Brillen, Kontaktlinsen oder gewisse nicht kassenpflichtige Medikamente.

Die verschiedenen Produkte und Prämien unterscheiden sich von Kasse zu Kasse. Im Gegensatz zur obligatorischen Grundversicherung verlangen die Kassen Angaben zur aktuellen Gesundheit, bevor sie jemanden aufnehmen. Sie können Leistungen für vorbestehende Krankheiten ausschliessen. Vorsicht deshalb bei einem Kassenwechsel. Eine bestehende Zusatzversicherung ist erst dann zu kündigen, wenn die neue Kasse die Person vorbehaltlos aufgenommen hat.

Versicherte beteiligen sich über Prämien, Franchisen, Selbstbehalte und Spitalbeiträge an den Gesundheitskosten. Die Höhe der Prämien variiert stark von Kanton zu Kanton und von Kasse zu Kasse. Kinder und Jugendliche bezahlen weniger. Alljährlich steigen in der Schweiz die Gesundheitskosten, was es finanzschwachen Haushalten zunehmend erschwert, die obligatorischen Beiträge zu bezahlen. Deshalb gewähren die Kantone Prämienverbilligungen an Personen, die in bescheidenen wirtschaftlichen Verhältnissen leben. Wer über den Arbeitgeber gegen Nichtberufsunfälle versichert ist, kann das Unfallrisiko bei der Krankenkasse ausschliessen und damit Prämien reduzieren. Auch durch Sparmodelle der Krankenkassen lassen sich Kosten senken. Allerdings sind diese mit Auflagen verbunden, zum Beispiel bei der Arztwahl.

Bei schwerwiegenden Krankheitsfällen oder wenn die Gefahr besteht, invalid zu werden, stellen Krankenkassen sogenannte Case Manager zur Verfügung. Als persönliche Ansprechpartner begleiten sie den Genesungsprozess und koordinieren zwischen Ärzten, Therapeuten, Arbeitgeber sowie anderen Beteiligten. Meist sind es Fachpersonen des Gesundheitswesens in den Diensten einer Kasse. Für die Kundinnen ist dieser Service gratis und sie sind nicht verpflichtet, bei einem Case Management mitzumachen. Natürlich möchte die Kasse, dass ihre Versicherten bald gesund werden und sie dadurch Kosten sparen. Doch auch Patienten und deren Angehörige können davon profitieren. Das Setting soll sie entlasten, damit sie sich voll darauf konzentrieren können, ihre Gesundheit zu verbessern. Ein Case Management ist am erfolgreichsten, wenn man sich gegenseitig vertraut und alle am gleichen Strick ziehen.

Sozialversicherungen

Bei den Sozialversicherungen des Bundes gilt grundsätzlich: keine Leistung ohne Antrag. Versicherte müssen also selbst aktiv werden, um Hilfe zu erhalten. Sie können ihr Anliegen statt schriftlich auch an einem persönlichen Termin bei der Versicherung vor Ort vorbringen. Ein Kennenlernen hilft womöglich, einen guten Draht zur zuständigen Person zu finden. Geduld ist ebenso eine Tugend wie eine gesunde Hartnäckigkeit, wenn das Bearbeiten der Anträge gefühlte Ewigkeiten dauert. Gegen negative Vorbescheide ist innerhalb bestimmter Fristen eine Einsprache möglich.

Für Leute bis zum Pensionsalter bedeutet die Invalidenversicherung (IV) die wichtigste Anlaufstelle. Ihr oberstes Ziel ist, durch Krankheit oder Unfall eingeschränkte Personen zu fördern, damit diese unabhängig leben und so gut wie möglich für ihren Lebensunterhalt aufkommen können. Kinder und Jugendliche bis zum 20. Altersjahr erhalten auch medizinische Leistungen bezahlt, beispielsweise bei Geburtsgebrechen. Damit soll sich eine zukünftige Erwerbstätigkeit dauernd und wesentlich verbessern.

Bevor sie den Anspruch auf eine allfällige Rente prüft, versucht die IV, ihre Versicherten im Arbeitsprozess zu halten, beispielsweise mit:

- Frühinterventionen: vorbeugen von gesundheitlichen Problemen am Arbeitsplatz.
- Eingliederungen: umschulen auf eine angepasste Tätigkeit.
- Vergüten von Hilfsmitteln für Beruf oder Alltag.

Entstehende Reisekosten vergütet die IV in begrenztem Rahmen bei:

- Integrations- und medizinischen Massnahmen
- Beruflichen Eingliederungen (Transport an den Arbeitsplatz und zurück)
- Anpassen, Abgabe oder Reparatur von Hilfsmitteln

Leistungen sind:

- Vergütung der Kosten von öffentlichen Verkehrsmitteln.
- Kilometerentschädigungen, falls jemand wegen Invalidität auf den Gebrauch von anderen Transportmitteln, wie Taxi oder Privatauto, angewiesen ist.
- Abgabe von Reisegutscheinen für Fahrscheine und Abonnemente bei den Verkehrsbetrieben.
- Amortisationsbeiträge, wenn mobilitätseingeschränkte Personen für die Fahrt zur Arbeit auf das eigene Fahrzeug angewiesen sind. Die Erwerbstätigkeit muss voraussichtlich dauerhaft und existenzsichernd sein. Die Beiträge sollen die Betriebs-, Unterhalts- und Reparaturkosten decken und sind je nach Art des Fahrzeugs fix festgelegt.

Die Kostengutsprachen enthalten jeweils einen Maximalbetrag und sind zeitlich beschränkt. Versicherte müssen die Mehrkosten selbst tragen und nicht vergessen, wenn nötig das Gesuch rechtzeitig vor Ablauf zu erneuern.

Je nach Funktion und Beruf ist es sinnvoll, Pensum und Tätigkeit frühzeitig anzupassen. Man reduziert damit Stresssituationen und vermeidet einen vorschnellen Abbau der vorhandenen Kräfte. Ein Teilpensum mit etwas Glück länger wahrzunehmen ist besser als ein totales Burnout nach kurzer Zeit wegen Kräfteverschleiss bei der Arbeit.

Erst wenn alle Bemühungen einzugliedern ihr Ziel nicht oder nur teilweise erreichen, kommt eine Rente in Frage. Das Anrecht darauf beginnt frühestens nach einer einjährigen Wartezeit. Während dieser Zeit sind Erwerbsausfälle häufig durch die Krankentaggeldversicherung (KTG) der Arbeitgeberin gedeckt, wenn auch nicht zu 100 %.

Der Invaliditätsgrad bemisst sich bei Erwerbstätigen nach der wirtschaftlichen Einbusse. Er beschreibt demnach keine medizinische Arbeitsunfähigkeit. Die IV ermittelt zuerst, welches Einkommen ein Versicherter ohne Gesundheitsschaden erzielen könnte. Davon zieht sie das Gehalt ab, welches er nach den Eingliederungsmassnahmen auf zumutbare Weise noch verdienen kann. Dabei spielt es keine Rolle, ob er diesen Verdienst auch tatsächlich erzielt. Die Differenz, die invaliditätsbedingte Erwerbseinbusse in Prozenten ausgedrückt, bezeichnet den Invaliditätsgrad. Eine Invalidität ab 70 % ergibt eine ganze Rente. Darunter sind es in einem stufenlosen System prozentuale Anteile davon. Bei einem Invaliditätsgrad von unter 40 % bezahlt die IV keine Rente.

Leider enthält diese Formel Schwachstellen, die regelmässig zu Differenzen führen. Kritiker werfen vor, die IV setze das zumutbare fiktive Einkommen mit Gesundheitsschaden zu hoch an. Solch hohe Löhne könnten Handicapierte auf dem realen Arbeitsmarkt nur selten erreichen. Das System diskriminiere damit vor allem wenig verdienende Versicherte. Diese sähen sich benachteiligt, wenn ihnen mitgeteilt werde, sie könnten trotz Beeinträchtigung mit einer Hilfsarbeit noch 5000 Franken pro Monat verdienen. Erstens reiche die errechnete Einbusse dann nicht für eine Rente und zweitens fänden sich immer weniger Hilfsjobs für Leute mit Handicap zu solchen Löhnen. Als Konsequenz daraus erhöhe sich die Gefahr, schliesslich auf Sozialhilfe angewiesen zu sein.[14]

---

14 Brotschi, 2022

Gleich wie bei der AHV zählt bei der Rentenhöhe das bisher erzielte, durchschnittliche Erwerbseinkommen und wie lange eine Person versichert war. Wer Kinder oder Pflegekinder betreut, erhält zusätzlich pro Kind eine Kinderrente. Diese gilt für Kinder bis 18 Jahre oder wenn in Ausbildung bis längstens 25 Jahre. Periodisch prüft die IV, ob die Renten noch zeitgemäss sind, und passt sie gegebenenfalls den aktuellen Verhältnissen an. Ändert sich das Einkommen, ist das der IV zu melden, da dies den Invaliditätsgrad beeinflussen kann. IV-Renten beginnen frühestens im Alter von 18 Jahren und enden bei der Pensionierung. Dann gehen sie in AHV-Renten über.

Es gibt mehrere Gründe zu versuchen, sich eine Teilarbeitsfähigkeit zu bewahren, auch wenn bloss ein kleineres Einkommen daraus resultiert. Das Gefühl, zur Arbeitswelt zu gehören und gebraucht zu werden, ist nicht zu unterschätzen. Für die Psyche ist es Gift, wenn eine Person sich zunehmend zurückzieht und sich dementsprechend nutzlos vorkommt. Eine den Möglichkeiten angepasste Tätigkeit hilft, Körper und Geist fit zu halten. Auch finanziell kann es besser sein, bei der AHV noch als erwerbstätig zu gelten oder sogar noch einer betrieblichen Pensionskasse anzugehören. Zudem kann man bei Anträgen an Krankenkassen und Versicherungen eine Massnahme oft zusätzlich als Beitrag zum Erhalt der Teilarbeitsfähigkeit begründen.

Unabhängig davon, ob die IV eine Rente ausrichtet oder nicht, bezahlt sie für Hilfsmittel, welche einen selbstständigen und unabhängigen Alltag ermöglichen. Wie bei den medizinischen Hilfsmitteln der Krankenkassen sind auch diese Leistungen gesetzlich festgelegt. Sie sind zu finden in der Verordnung des Eidgenössischen Departements des Innern (EDI) über die Abgabe von Hilfsmitteln durch die Invalidenversicherung (HVI). Entweder bewilligt die IV die Kosten eines Neukaufs oder sie gibt ein Hilfsmittel aus dem IV-eigenen Depot ab. (> *Hilfsmittel beschaffen, S. 150*).

Die kostenintensivsten Hilfsmittel sollten möglichst noch vor Übertritt ins AHV-Alter finanziert sein. Der Leistungskatalog der AHV sieht bedeutend kleinere Beiträge vor als derjenige der IV. Beispielsweise übernimmt die AHV als Neuerwerb nicht die Kosten eines Elektrorollstuhls, sondern sie beteiligt sich nur an einem Handrollstuhl. Es besteht aber eine sogenannte Besitzstandsgarantie. Sie gewährleistet, dass Versicherte im AHV-Rentenalter weiterhin die gleichen Hilfsmittel benutzen können, welche die IV bereits bewilligt hat. Spätestens im Alter von 60 Jahren sollten IV-Bezüger daher ihren Bedarf überprüfen und aktualisieren. Patientenorganisationen assistieren dabei gerne.

Weiter richten AHV und IV eine Hilflosenentschädigung (HE) aus. Sie steht Versicherten auf Antrag zu, die bei Aktivitäten des täglichen Lebens (ADL) dauernd auf Hilfe angewiesen sind. Gleich wie bei der Rente beginnt sie erst nach einer einjährigen Wartefrist und erlischt, wenn die Voraussetzungen nicht mehr gegeben sind. Als hilflos gelten gesundheitlich beeinträchtigte Personen, die:

- unbetreut nicht selbstständig wohnen können und Hilfe benötigen für Tätigkeiten, wie Anziehen, Aufstehen, Essen usw.
- für Aktivitäten und Kontakte ausserhalb der Wohnung eine Begleitperson brauchen.
- ernsthaft gefährdet sind, sich von der Aussenwelt zu isolieren.

Das Ausmass der benötigten Hilfe bestimmt, ob es sich um eine leichte, mittlere oder schwere Hilflosigkeit handelt. Unterschiedliche Ansätze existieren ausserdem für Versicherte, die im Heim wohnen und jenen, die zuhause leben. Einkommens- und Vermögensverhältnisse spielen jedoch keine Rolle.

Minderjährige Kinder, die eine Hilflosenentschädigung beziehen, erhalten von der IV möglicherweise einen Intensivpflegezuschlag (IPZ). Der zusätzliche Aufwand zu Hause, verglichen mit anderen Kindern, muss durchschnittlich mindestens vier Stunden pro Tag betragen. Mit dem 18. Geburtstag erlischt dieser Zuschlag.

An volljährige Versicherte, die eine Hilflosenentschädigung empfangen und zu Hause leben, bezahlt die IV auf Antrag einen Assistenzbeitrag. Damit finanziert sie die Hilfe einer oder mehrerer Assistenzpersonen. Diese müssen über einen Arbeitsvertrag von der versicherten Person angestellt werden und dürfen nicht direkt mit ihr verwandt sein. Hier tritt der Patient als Arbeitgeber auf, was die entsprechenden Kompetenzen erfordert. Organisationen, wie die Pro Infirmis (> *Links, S. 247*) beraten und unterstützen Interessierte beim Aufbau eines solchen Modells.

Angehörige, die pflegebedürftige Verwandte betreuen, können Betreuungsgutschriften beantragen. Die AHV zahlt diese nicht direkt aus, sondern rechnet sie als imaginäres Einkommen an, um später eine höhere Rente zu erzielen.

Voraussetzungen dazu sind, dass die pflegebedürftige Person:

- eine Hilflosenentschädigung erhält.
- während mindestens 180 Tagen im Jahr für die pflegende Person leicht und innert kurzer Zeit erreichbar ist bzw. sie wohnen nicht mehr als 30 Kilometer voneinander entfernt. Bei Lebenspartnern müssen beide seit mindestens fünf Jahren ununterbrochen zusammen im gleichen Haushalt wohnen.

Die Angehörigen reichen den Antrag auf Betreuungsgutschriften jährlich für das vergangene Jahr bei der kantonalen Ausgleichskasse des Wohnsitzkantons ein. Wer gleichzeitig noch Kinder bis 16 Jahre grosszieht, bekommt keine Betreuungsgutschriften, da die AHV schon Erziehungsgutschriften ausrichtet.

Es kommt vor, dass all diese Gelder zusammen mit dem selbst erzielten Einkommen nicht reichen, die minimalen Lebenskosten zu decken. Dann richten die Kantone Ergänzungsleistungen (EL) aus. Dazu berechtigt sind wenig vermögende Personen, die eine AHV/IV-Rente oder eine Hilflosenentschädigung für Erwachsene beziehen. Die EL bestehen aus monatlich ausbezahlten Beiträgen zu Krankenkassenprämien oder Wohn- und Lebensbedarfskosten. Zusätzlich können sich EL-Bezügerinnen selbst bezahlte Krankheits- und behinderungsbedingte Auslagen zurückerstatten lassen. Wesentlich verändertes Einkommen oder Vermögen müssen sie der EL-Stelle mitteilen. Zu Unrecht bezogenes Geld fordert diese zurück. Das Thema EL wird spätestens beim Eintritt in ein Pflege- oder Altersheim aktuell. Obschon Krankenkassen, Kantone und Gemeinden ihren Pflegebeitrag leisten, übersteigen die Kosten schnell Einkommen und Vermögen. Mehr Details zu den Sozialversicherungen des Bundes sind online zu finden (> *Links, S. 247*).

Auch zu den Ergänzungsleistungen hörte ich schon kritische Stimmen: Es sei demotivierend, als behinderte Person zu versuchen, selbst ein Einkommen zu erzielen. Sobald dies der Fall sei, würden die EL gekürzt oder sogar ganz gestrichen. Das mag stimmen. Ich finde diese Ansicht jedoch zu einseitig. Arbeit ist mehr als eine finanzielle Plus-Minus-Rechnung. Arbeit bedeutet für viele Behinderte soziale Integration, Unabhängigkeit, Inklusion und die Gewissheit, einen Beitrag in der Gesellschaft leisten zu können. Die ohnehin spärlich vorhandenen Möglichkeiten zu arbeiten, sollten wir nutzen; stressfrei und solange die Kraft reicht. Ergänzungsleistungen helfen uns in der Zeit danach.

Weitere Versicherungen

Die Schweiz kennt ein 3-Säulen-System der Vorsorge. Obengenannte Sozialversicherungen gehören als staatliche Institutionen zur 1. Säule. Sie sichern die Existenz im Alter und bei Invalidität. Die berufliche Vorsorge zählt zur 2. Säule und soll den gewohnten Lebensstandard aufrechterhalten. In beide Säulen zahlen sowohl Arbeitgeber als auch Arbeitnehmer ein. Wer einer betrieblichen Pensionskasse angehört und invalid wird, erhält von ihr Renten und allenfalls Kinderrenten. Im Todesfall kommen noch Ehegattenrenten oder Waisenrenten pro Kind dazu.

Gesetzlich festgelegte Mindestleistungen bilden den obligatorischen Teil der beruflichen Vorsorge. Daneben können die Kassen in ihren Statuten und Reglementen im überobligatorischen Teil zusätzliche Zahlungen vorsehen. Die gesamten Leistungen stehen auf dem Versicherungsausweis, welcher die Versicherten einmal jährlich erhalten. Erkrankt oder verunfallt eine versicherte Person, stützt sich die Pensionskasse überwiegend auf den von der IV ermittelten Invaliditätsgrad. Es kann sein, dass sie im überobligatorischen Bereich bereits ab einem Invaliditätsgrad von 25 % eine Rente gewährt, nicht erst ab 40 % wie bei der IV. Eventuell lohnt es sich, von der IV den Invaliditätsgrad bestimmen zu lassen, auch wenn die Erwerbseinbusse zu Beginn noch gering ist. Zwar reicht es vielleicht nicht für eine IV-Rente, dafür aber womöglich für eine Teilrente der Pensionskasse. Renten des obligatorischen Teils der 2. Säule werden lebenslang ausbezahlt. Je nach Reglement enden aber Zahlungen im überobligatorischen Bereich mit Erreichen des AHV-Alters.

Die 3. Säule dieses Systems ist die private Vorsorge, also das freie, individuelle Sparen sowie die gebundene Vorsorge. Das Geld auf einem Säule-3a-Konto bleibt grundsätzlich bis zur Pensionierung blockiert, darum bietet diese Lösung steuerliche Vorteile. Sowohl Banken als auch Versicherungen offerieren Produkte dazu. Bei der Bank vergrössert das gesamte einbezahlte Geld das Sparguthaben. Versicherungen dagegen verbinden das Sparen mit einem Risikoschutz bei Tod oder Invalidität. Das Kapital erhöht sich langsamer, dafür bestehen vertraglich zugesicherte Leistungen, wie Rente oder Prämienbefreiung. Die Versicherung ist nicht zwingend an den Invaliditätsgrad der IV gebunden, sondern kann davon abweichen.

Leistungen einzufordern, sei es von staatlichen Institutionen, Versicherungen oder Pensionskassen benötigt zuweilen Geduld und Ausdauer. Meist geht es nicht ohne juristische Unterstützung. Nicht immer sind die Verhältnisse eindeutig und sonnenklar. Es kommt vor, dass Kostenträger sich vorschnell als nicht zuständig bezeichnen. Auch Einschätzungen mit Ermessensspielraum sind heikel. Welchen Verdienst könnte jemand ohne Gesundheitsschaden erzielen? Was für eine Arbeit ist mit Behinderung noch zumutbar und zu welchem Lohn? Fragen, die zu Juristenfutter werden. Das ermüdet und ärgert in einer Phase, wo man sich lieber der eigenen Lebensqualität widmen möchte. Anlaufstellen, die rechtliche Hilfe anbieten, sind:

- Die Selbsthilfeorganisation Procap (> *Links, S. 247*) gewährt ihren Mitgliedern eine Rechtsberatung und bei Bedarf eine Rechtsvertretung.
- Der Dachverband schweizerischer Patientenstellen (> *Links, S. 247*) unterstützt und vermittelt bei Konflikten.
- Der Verein Inclusion Handicap (> *Links, S. 247*) bietet Rechtsberatungen im Bereich Sozialversicherung und Gleichstellung an.
- Auch der Verein Rechtsberatungsstelle UP für Unfallopfer und Patienten (> *Links, S. 247*) offeriert Beratungen. Deren Rechtsgebiete liegen im Sozialversicherungs- und Haftpflichtrecht.
- Dazu können andere Fachleute im Bereich Versicherungsrecht geeignet sein, Einsprachen fristgerecht einzugeben und Ansprüche durchzusetzen.

Vergünstigungen

Trotz Versicherungen besteht immer die Gefahr, in finanzielle Engpässe zu geraten, sei es durch teure Medikamente oder durch selbst bezahlte Hilfsmittel. Verschiedene Patientenorganisationen und Stiftungen unterstützen in finanzieller oder anderer Art. Beispielsweise setzt sich die gemeinnützige Stiftung Kinderhilfe Sternschnuppe (> *Links, S. 247*) zum Ziel, Freude und Abwechslung in das Leben von behinderten Kindern und Jugendlichen zu bringen. Sie erfüllen Herzenswünsche von Kindern und schenken Familien Ausflüge.

Weitere Möglichkeiten, Geld zu sparen sind:

- Wer jährliche Ergänzungsleistungen (EL) bezieht, muss keine Radio- und TV-Empfangsgebühren bezahlen. Das entsprechende Bestätigungsschreiben reichen Berechtigte der Inkassostelle (Firma SERAFE AG) ein.
- Militäruntaugliche Personen, die eine Rente oder Hilflosenentschädigung der IV erhalten, schulden keinen Militärpflichtersatz.
- In der Steuererklärung sind die selbst bezahlten, behinderungsbedingten Kosten abzugsfähig. Das umfasst Auslagen für Assistenz, Hilfsmittel, Transporte, Umbauten der Wohnung, Heimaufenthalte und weitere. Wem es zu mühsam ist, einzelne Belege einzureichen, kann beim Bezug einer Hilflosenentschädigung einen Pauschalbetrag geltend machen. Die Hilflosenentschädigung selbst gilt nicht als Einkommen und ist somit steuerfrei. Weitere Abzüge umfassen selbst getragene Krankheitskosten (Medikamente, Zahnarztkosten, Pflegekosten etc.), wenn sie einen festgelegten Betrag überschreiten.
- Vergünstigungen im öffentlichen und privaten Verkehr behandeln die Abschnitte > Öffentlicher Verkehr, S. 212 bzw. > *Individualverkehr, S. 215*.

- Der IV-Ausweis berechtigt zu verschiedenen Rabatten im Freizeitbereich, zum Beispiel bei Sport- oder Kulturanlässen. Personen mit IV-Rente oder Hilflosenentschädigung können ihn beziehen.

Muskelkrank zu Hause

Wohl die meisten Menschen wünschen sich, so lange wie möglich zu Hause zu wohnen und in der vertrauten Umgebung gepflegt zu werden. Längerfristig funktioniert das aber nur, wenn sich alle Beteiligten der Herausforderungen bewusst sind, sich diesen stellen und konstruktiv zusammenarbeiten. Kompromissbereitschaft ist gefragt, sowohl von Erkrankten als auch von Pflegenden. Wie beim Erwerb von Hilfsmitteln, hilft auch hier gutes Erfassen der Situation und vorausschauendes Planen. Was zunächst nach einem überschaubaren Pflegeaufwand aussieht, kann sich je nach Krankheit schnell zu einer Herkulesarbeit entwickeln. Konfliktsituationen, Frust und Überforderung häufen sich und ehe man sich's versieht, bleibt nur noch der Gang ins Pflegeheim. Das muss nicht sein.

Pflegende Angehörige

Bevor Partner oder Angehörige sich dazu entschliessen, die Pflege zu übernehmen, müssen sie in mehreren Schritten einige Fragen klären. Idealerweise sind alle Beteiligten von Beginn an mit im Boot, wenn das Muskelzentrum das Therapiekonzept erstellt. Die ersten Gedanken sind grundsätzlicher Natur:

- Lässt die Situation zu Hause eine Pflege zu?
- Ist damit zu rechnen, dass die betreute Person zukünftig rollstuhlabhängig oder bettlägerig wird?

- Wie sind die Platzverhältnisse, wenn ein Patientenheber oder ein Elektrorollstuhl nötig werden?
- Braucht es Umbauten, um Barrierefreiheit und Mobilität sicherzustellen?
- Ist ein Wohnungswechsel angezeigt?

Auch wenn kurz nach der Diagnose solche Probleme noch weit entfernt und fremd erscheinen, lohnt es sich, Themen wie diese anzusprechen und zu beginnen, die entsprechenden Weichen zu stellen.

Weitere Fragen drehen sich um das «was» und «wer». Was sind die aktuellen Bedürfnisse und wer kümmert sich darum? Anfänglich werden Betroffene das meiste ohne fremde Hilfe selbst erledigen können. Sie nutzen die vorhandenen Ressourcen, solang dies gefahrlos möglich ist. Mit der fortschreitenden Erkrankung steigt aber früher oder später der Pflegebedarf. Die periodischen Verlaufskontrollen im Muskelzentrum dienen gleichzeitig auch dazu, die Hilfseinsätze den aktuellen Verhältnissen anzupassen. Was hat sich zwischenzeitlich geändert? Welche neuen Anliegen sind dazugekommen und wer nimmt sich diesen an?

Oft ist bei der Frage nach dem «wer» naheliegend, dass Vieles der Ehepartner oder eine nächste Angehörige übernimmt. Das verändert eine Beziehung und birgt Konfliktpotenzial. Ein gesundes Geben und Nehmen in der Partnerschaft wird schwieriger, wenn der Pflegeaufwand wächst. Das kann beiden zusetzen. Die pflegende Person leistet die volle Arbeit und fühlt sich vielleicht bisweilen sogar ausgenutzt. Der Partner hingegen möchte helfen, kann aber nicht und fühlt sich deshalb zunehmend nutzlos. Offene Kommunikation, Probleme ansprechen und Kompromisse eingehen sind gefragt, um Wege zu finden, damit es für alle stimmt.

Angehörige müssen beurteilen, ob sie überhaupt pflegen wollen und ob sie dazu in der Lage bzw. fit genug sind:

- Kann ich eine Person betreuen, die grösser und schwerer ist als ich, ohne mich gesundheitlich selbst zu schädigen?

- Aus welchen Gründen mache ich es? (Pflichtbewusstsein, Liebe, Mitleid, Schuldgefühle etc.)
- Wer kann mich unterstützen? Was kann ich auf mehrere Schultern verteilen? (Fahrdienste zu Arzt- oder Therapiesitzungen durch Spitex oder Assistenzpersonen)
- Habe ich genug Freiraum für anderes, das mir wichtig ist, wie zum Beispiel Job, Hobbys, Erholung?
- Wer übernimmt, wenn ich selbst krank bin oder notfallmässig abwesend sein muss?
- Möchte ich einen Pflegevertrag aufsetzen, um wichtige Punkte, wie Arbeitszeit, Aufgaben oder Entgelt festzuhalten und damit allfällige Missverständnisse auszuschliessen?
- Kann ich mich einer Spitex-Firma anschliessen, um einen Lohn für den Grundpflegeaufwand zu erhalten? (> *S. 156*)
- Welche Kurse geben mir Fachwissen und Sicherheit?
  - Lehrgang Pflegehelfende SRK (> *S. 156*)
  - Notfall- bzw. Erste-Hilfe-Kurse (> *S. 189, S. 197*)
  - Kinästhetik-Kurse (> *S. 180*)
- Bekomme ich für meine Arbeit Betreuungsgutschriften der AHV? (> *S. 164*)

Ehrlichkeit mit sich selbst und dem Umfeld ist unerlässlich. Pflegende Angehörige tendieren dazu, die eigenen Anliegen in den Hintergrund zu stellen. Wenn die Diagnose feststeht, dreht sich plötzlich alles nur noch um die kranke Person und die Bedürfnisse von Angehörigen gehen vergessen. Diese tun sich oft fast schwerer mit der Situation als die Betroffenen selbst. Einen geliebten Menschen zu begleiten, der mit einer unheilbaren Krankheit kämpft, fordert emotional alles ab.

Die Lage immer wieder neu beurteilen, Pflegekonzepte regelmässig anpassen und Aufgaben neu verteilen beugen einer schleichenden Überforderung vor. Wenn sich bei Gepflegten zusätzlich noch die Persönlichkeit krankhaft verändert, zehrt das umso mehr an den Nerven des betreuenden Partners. Spätestens bei

Burnout-Symptomen wie Schlafstörungen, nachlassender Energie, Gereiztheit und Ähnlichem müssen die Alarmglocken läuten. Dann braucht es eine Verschnaufpause mit Kur- oder Reha-Aufenthalten, um die Batterien aufzuladen.

Pflegen kann aber auch erfüllen und eine Partnerschaft zusammenschweissen. Gemeinsam lachen und weinen intensiviert die Beziehung und schafft eine Nähe wie vielleicht nie zuvor. Gegenseitige Dankbarkeit und Anerkennung sind nicht mehr nur leere Worte, sondern kommen aus tiefstem Herzen. Trotz einer schwierigen und tragischen Situation sind Glücksmomente möglich, die als wertvolle Erinnerungen bleiben.

Spitex

Die Spitex bietet professionelle Hilfe für die Pflege zu Hause an (> *Links, S. 247*). Der Name dieser Organisation setzt sich aus den Wörtern «Spital» und «extern» zusammen. Sie ermöglicht, dass Menschen trotz Unfall, Krankheit, Mutterschaft oder Altersgebrechen in ihrer gewohnten Umgebung zu Hause leben können. Dadurch entlasten sie auch die pflegenden Angehörigen. Ihre Dienste stehen allen Menschen offen, unabhängig von Einkommen, Wohnort oder persönlicher Situation.

Hauptsächlich übernimmt sie ärztlich verordnete, von der Krankenkasse bezahlte Pflegeaufgaben. Dazu gehören:

- Grundpflege, waschen und mobilisieren (aufstehen und zu Bett gehen)
- Vorbereiten und verabreichen von Medikamenten
- Medizinische Kontrollen, wie Blutdruck oder Blutzucker messen
- Wunden pflegen
- Schmerzen behandeln

Daneben bietet die Spitex auch eine Haushaltshilfe an, welche die Grundversicherung der Krankenkasse aber nicht bezahlt. Womöglich leistet eine Zusatzversicherung (> *S. 157*) einen Beitrag. Wer Ergänzungsleistungen bezieht (> *S. 165*), kann diese Kosten dort geltend machen. Zu der Hauswirtschaftshilfe zählt:

- Zubereiten von Mahlzeiten
- Reinigen von Wohnung und Wäsche
- Hilfe beim Einkaufen

Je nach Region gehören noch weitere entlastende Dienstleistungen zum Angebot. Eine Auswahl davon:

- Mahlzeitendienste oder Mittagstisch
- Fahrten oder Begleitungen zu Arztterminen
- Kinderspitex
- Babysitter- bzw. Kinderhütedienst
- Fusspflege oder Coiffure zu Hause
- Hilfsmittelverleih
- Ernährungsberatung, Mütter-/Väterberatung, Beratung bei Atemproblemen oder Sozialberatung
- Notruf
- Palliative Care
- Begleitung von Sterbenden und Angehörigen

Interessierte wenden sich an die örtliche Spitex-Organisation. Bevor die Spitex zusagt, jemanden zu betreuen, klärt sie den Bedarf ab. Damit stellt sie sicher, dass eine Person weder unter- noch überversorgt wird. Die Hilfe muss nicht nur zweckmässig und wirksam, sondern auch wirtschaftlich sein. Sie soll zur Lebensqualität beitragen und es erleichtern, selbstbestimmt zu Hause leben zu können.

Für Aufgaben, welche die Spitex nicht übernimmt, können volljährige Empfänger einer Hilflosenentschädigung der IV eine Assistenzperson anstellen. Die Kosten dafür rechnen sie über den Assistenzbeitrag der IV ab (> *S. 164*).

Obschon zu Hause vieles möglich ist, bleibt ab und zu der Gang in ein Pflegeheim dennoch die beste Lösung. Gründe dafür sind beispielsweise:

- Die Sicherheit von Erkrankten, Angehörigen oder Spitex-Angestellten ist nicht mehr gewährleistet.
- Der Aufwand erhöht sich dermassen, dass er viel teurer zu stehen kommt als in einer stationären Einrichtung.
- Angehörige kommen an ihre Grenzen.

Barrierefreies Wohnen

Mit oder ohne Krankheit, hindernisfreies Wohnen wird für die meisten Menschen früher oder später zum Thema. Ein Anstoss, sich über die zukünftige Wohnform gründlich Gedanken zu machen und bereit zu sein, wenn die Kräfte nachlassen.

- Mietobjekt oder Eigenheim?
- Neubau oder bestehende Immobilie?
- Dauerlösung oder Provisorium bis zum nächsten Umzug?
- Sind Umbauten nötig bzw. sinnvoll?
- Wie nachhaltig wäre ein Umbau zum gegenwärtigen Zeitpunkt?
- Ist das Haus älter, renovationsbedürftig oder steht es unter Heimatschutz?
- Sind sowieso Gebäudesanierungen geplant?
- Lohnt sich der Aufwand?

Bei Mietwohnungen muss zu Umbauten und deren Finanzierung die Eigentümerin einverstanden sein.

Barrierefrei bedeutet viel mehr als eine schwellenlose Wohnung. Schon vor dem Haus oder in der Tiefgarage braucht es die geeignete Infrastruktur:

- Ein Parkplatz, der genügend Platz bietet, vom Rollstuhl ins Auto ein- und auszusteigen.
- Hauszugänge, die über Rampen zugänglich sind.
- Genügend grosse Lifte mit Platz für einen Elektrorollstuhl.

Verschiedene Vorrichtungen werden angeboten, um Treppen und Stufen zu überwinden. Das reicht von Sitztreppenliften über Plattformtreppenliften und Hebebühnen bis zu Hängeliften. Ein Sitztreppenlift ist aber nur so lange sinnvoll, als dass eine Person gefahrlos von und zum Sitz transferieren kann.

In der Wohnung sollten keine Hindernisse den Weg versperren. Sowohl der Balkon wie auch alle Räume müssen schwellenlos zugänglich sein. Rollstühle benötigen teilweise Türbreiten von 80 cm und mehr. Das Badezimmer kann fast nicht gross genug sein. Ein behindertengerechtes WC mit Haltegriffen und allenfalls eine rollstuhlgängige Dusche brauchen Platz, ebenso das Manövrieren mit einem Rollstuhl. Teppiche sind eher unvorteilhaft wegen der Gefahr zu stolpern. Ausserdem verschmutzen sie schnell durch dreckige Rollstuhlreifen von draussen. Besser für Rollstuhlfahrende sind harte, pflegeleichte Oberflächen mit geringem Rollwiderstand oder für Gehbehinderte gleitsichere Bodenbeläge ohne Stolperstellen.

Weitere Möglichkeiten, das Leben zu Hause angenehmer zu gestalten:

- Küchen und andere Räume rollstuhlgerecht adaptieren mit absenkbaren Arbeitsflächen und Schränken.
- Schiebetüren im Badezimmer einbauen, um Platz zu sparen.
- Höhenangepasste Spiegel und Waschbecken installieren oder Deckenliftsysteme für Toilette und Badewanne einsetzen. Die SAHB-Ausstellung Exma-VISION in Oensingen

zeigt Möglichkeiten, Badezimmer anzupassen und umzubauen.
- Der Oberbegriff «Smart Home» fasst Systeme zusammen, Haustechniken zu vernetzen. Sie steuern beispielsweise Lichtquellen, Heizungen, Jalousien, Tür- bzw. Fensteröffner oder auch Geräte der Unterhaltungselektronik.
- Installierte Sensoren messen Temperatur, Luftfeuchtigkeit, CO_2-Gehalt der Raumluft oder die Pollenbelastung für ein gesünderes Wohnen.

Den Möglichkeiten sind fast keine Grenzen gesetzt, dem Budget allerdings meistens schon. Was man als nötig und hilfreich erachtet, sei allen selbst überlassen. Sinnvoll ist zweifellos alles, was hilft, Unfälle zu verhüten. Dazu gehören Haltegriffe, aber auch Notfallknöpfe oder Alarmsysteme für ein rasches Eingreifen in einer Notlage.

Liegen, Lagern, Transfer

Bei einem Durchschnitt von acht Stunden Schlaf pro Tag verbringt der Mensch etwa einen Drittel seines Lebens im Bett. Allein schon deshalb gehört dieses zu den wichtigsten Möbelstücken in der Wohnung. Je besser der Schlaf, desto ausgeruhter können Körper und Geist den neuen Tag mit aufgeladenen Batterien in Angriff nehmen. Um das zu erreichen, braucht es die richtige Kombination der einzelnen Bettkomponenten, wie Matratze, Lattenrost, Kissen und Bettwäsche. Unterschiedliche Vorlieben, Schlafgewohnheiten, Allergien, Rückenschmerzen oder Schwitzen wollen ebenso berücksichtigt sein wie Stoffe für Leintuch, Bettbezug oder Pyjama.

Eine Person, die zunehmend immobil oder bettlägerig wird, benötigt auch mehr pflegerische Unterstützung im Bett. Dazu gehören Anziehen, Entkleiden, Körperpflege, Essenseinnahme sowie

Physiotherapie, um Muskeln, Kreislauf und Stoffwechsel anzuregen. Spezielle Pflegebetten, auch Elektrobetten genannt, gehören zum Standard.

Eine elektrisch höhenverstellbare Liegefläche ist kein Luxus. Pflegende können dadurch rückenschonender arbeiten und eine Person leichter von und zum Rollstuhl transferieren. Zwei zusätzliche Motoren erhöhen das Kopf- bzw. Fussteil des Bettes. Sie erlauben einerseits, bequem zu sitzen, andererseits die Beine höher zu lagern. Damit lassen sich Schwellungen durch angesammelte Flüssigkeit in den unteren Extremitäten (Ödeme) reduzieren. Seitengitter verhindern herauszufallen und dienen auch dazu, die Bettdecke darüber zu legen. Sie liegt dadurch nicht so schwer auf den Beinen und verheddert sich beim Drehen weniger. Optional sind Haltegriffe (Bettbügel) zum Aufrichten oder ein Bettbogen, der verhindert, dass die Bettdecke direkt auf den Beinen liegt. Personen mit Druck- oder Hautempfindlichkeiten schätzen das.

Statt sich komplett neue Pflegebetten anzuschaffen, kommt unter Umständen eine «Bett-im-Bett-Lösung» in Frage. Bei einem vorhandenen Bett wird nur der Lattenrost entfernt. In der Lücke steht auf festem Boden der höhenverstellbare Elektrobett-Einsatz. Um diesen herum bleibt der Original-Bettrahmen bestehen.

Eine solche Liege probierte ich aus, musste diese Übung jedoch nach ein paar Monaten abbrechen und zurück zum Originalbett wechseln. Die Liegefläche des Elektrobett-Einsatzes bestand nicht aus einem Lattenrost, sondern einer harten Stahlplatte. Regelmässig gegen Morgen schmerzte mir dadurch der Rücken. Ich versuchte, mit verschiedensten Matratzen diese Härte auszugleichen, leider ohne Erfolg. Zu weiche Matratzen liessen mich stark einsinken. Dadurch konnte ich mich nicht mehr drehen. Andere Leute, die sich während des Schlafens viel bewegen, spüren das vielleicht weniger. Nicht aber ich, der lange in der gleichen Position liegt. Darum werde ich zukünftig ein anderes Modell mit Lattenrost suchen.

Um eine neue Matratze auszuwählen, lasse man sich im Fachgeschäft beraten. Welcher Härtegrad passt zu Schlafgewohnheit, Körperbau und Körpergewicht am besten? Soll es Schaumstoff, Latex oder ein Federkern-Inhalt sein? Sich genügend Zeit zu nehmen und die Matratze, wenn möglich, zu Hause zu testen, lohnt sich. Nicht selten zeigt sich die Schlafqualität erst nach ein paar Wochen und man schätzt es, nachträglich noch was ändern zu können. Breitere Betten von 120 cm sind komfortabler und vermitteln weniger das Gefühl, eingeengt zu sein.

Spezielle Anti-Dekubitus-Matratzen reduzieren die Gefahr, dass Druckstellen entstehen. Personen mit hohem Risiko oder bereits bestehenden Problemen verwenden Wechseldruckmatratzen. Diese bestehen aus Luftkammern und sind an eine Steuereinheit und einen Kompressor angeschlossen. Alle paar Minuten füllen und leeren sich verschiedene nebeneinander liegende Kammern und verteilen damit den Druck auf die Haut.

Verschiedene Formen von Kissen stabilisieren beim Lagern im Bett und entlasten Druckstellen. Da gilt es zu prüfen, was am besten Wundliegen vorbeugt. Waschbare Fersenschoner schützen vor Druckverletzungen an den Füssen. Auch Wärmekissen sind angenehm, um kalte Füsse oder Hände vor dem Schlafen aufzuwärmen.

Nachlassende Muskelkräfte erschweren das Drehen im Bett. Da helfen Leintücher mit geringer Reibung und nicht allzu weiche Matratzen. Manche gewöhnen sich an, ganz ohne Schlafanzug zu schlafen, damit sich die Kleider nicht unangenehm verdrehen. Ein zweischichtiges Gleittuch unter das Gesäss gelegt, ermöglicht dem Becken, leichter zu rutschen und in einer bequemen Schlafposition zu liegen. Nicht alle Gleittücher sind angenehm im direkten Hautkontakt, besonders wenn noch Schweiss dazu kommt. Ein Frotteetuch darübergelegt löst dieses Problem.

Das Transferieren in eine andere Position oder an einen anderen Ort erfordert Koordination und Teamarbeit. Pflegefachpersonen arbeiten im Alltag gerne nach dem Konzept der «Kinästhetik». Dabei unterstützen sie durch einfache Handgriffe und Techniken die Bewegungsabläufe von Gepflegten. Im Vordergrund steht, die eigene Gesundheit nicht zu gefährden, vor allem den Rücken. Verschiedene Institutionen bieten Kurse zu diesem Thema für pflegende Angehörige an.

Die Auswahl an Hilfsmitteln für Transfers ist gross. Haltegriffe oder -stangen, Rutschbretter, Drehteller, Aufstehhilfen und Aufstehsessel nützen, solange noch genügend Kraft vorhanden ist. Wenn diese in Armen und Beinen nachlässt, kommen mobile Patientenheber zum Einsatz, vorausgesetzt die Platzverhältnisse in der Wohnung erlauben es. Gestürzte Personen lassen sich damit zurück in den Rollstuhl heben. Objekte wie Bett oder Badewanne müssen allerdings für einen Patientenheber unterfahrbar sein. Andernfalls ermöglichen Deckenlifte, welche Schlaf- und Badezimmer miteinander verbinden, ein gefahrloses An- und Entkleiden im Bett und ein sicheres Transferieren. Für Deckenlifte und ähnliche Installationen wende man sich an Fachpersonen der Bauberatung (zum Beispiel von der SAHB). Diese besitzen das nötige Know-how, solche Pläne zu realisieren.

Körperpflege

Eine zunehmende Immobilität verändert die Körperpflege. Die Haut reagiert schnell, wenn sie vernachlässigt wird. Bei warmen Temperaturen staut sich der Schweiss in schlecht belüfteten Hautfalten. Problemzonen sind beispielsweise Bauch- und Leistengegend, Achselhöhlen, Genitalbereich oder zwischen den Zehen. Pilzerkrankungen und andere lästige Hautläsionen sind ebenso unangenehm wie Sonnenbrände. Dagegen entstehen im

Winter bei zu trockener Haut gerne Risse. Wenn diese tiefere Hautschichten erreichen, können sie sich infizieren oder entzünden. Langdauerndes Sitzen oder Liegen verursachen Druckstellen, die sich zu Druckgeschwüren entwickeln können und damit die Haut schädigen.

Heikle Stellen regelmässig waschen und eincremen beugt vielen Beschwerden vor. Kontaktlose Flüssigseifenspender erleichtern das Einseifen, wenn Kraft und Feinmotorik fehlen. Gutes Abtrocknen nach dem Baden oder Duschen sowie Feuchtigkeits- und andere Heilsalben halten die Haut geschmeidig. Eine gesunde Haut, die ihre Schutzfunktion wahrnehmen kann, bedeutet mehr Lebensqualität. Ob duschen oder baden hängt von persönlichen Vorlieben und der Wohnsituation ab. So lange etwas gefahrlos bewältigt werden kann, gibt es keinen Grund, was zu ändern.

Ich persönlich bevorzuge das Baden in der Badewanne, meistens abends vor dem zu Bett gehen. Vor allem im Winter wärmt es den Körper schön auf. Dazu kann ich mich entspannen mit beispielsweise ätherischen Ölen als Badezusatz. Das hilft, Körper und Geist von den Tagesaktivitäten herunterzufahren und später gut einzuschlafen.

Ein Duschrollstuhl lässt sich auch für den Toilettengang benutzen. Man unterlegt ein Auffangbecken oder schiebt den Stuhl direkt über das WC, immer mit der Vorsicht, keine Körperteile einzuklemmen. Behindertengerechte Toiletten enthalten höhenverstellbare Sitze und Haltegriffe, um den Transfer zu erleichtern. Dusch-WCs waschen und trocknen auf Knopfdruck den Intimbereich. Allerdings passt dann vielleicht der Duschrollstuhl nicht mehr darüber.

Wenn der Gang zur Toilette mühsam wird, ermöglichen Urinflaschen sowohl Frauen als auch Männern, das kleine Geschäft auf dem Bett zu verrichten. Urinal-Kondome mit Schlauch und

Auffangbeutel sind für Männer eine Option. Solange sie die Blase noch kontrolliert entleeren können, reicht allenfalls das Urinal-Kondom mit Schlauch, aber ohne Beutel. Damit lässt sich der Urin, im Rollstuhl sitzend ohne Transfer, in ein WC leiten.

Vor allem in der Nacht schützen zumindest teilweise die gängigen Produkte gegen Inkontinenz, wie Einlagen oder spezielle Shorts.

Weitere Möglichkeiten bieten Katheter. Ein Bauchdeckenkatheter leitet den Harn über einen künstlichen Ausgang direkt von der Blase durch die Bauchwand ab. Dieses Utensil namens Zystofix benötigt zu Beginn einen kleinen operativen Eingriff und muss regelmässig alle paar Wochen gewechselt werden. Die Blase über den natürlichen Weg durch die Harnröhre zu entleeren, bleibt weiterhin machbar.

Bekleidung

In Innenräumen reichen normalerweise bequeme Kleider, die angenehm zu tragen sind und sich leicht an- und abziehen lassen. Trainingshosen mit einem lockeren Gummizug sind praktisch und komfortabel. Im Freien hängt die Kleiderwahl stark von den herrschenden Temperaturen ab. Die reduzierte Muskelmasse und schlechte Durchblutung erschweren es dem Körper, sich bis in die Extremitäten warm zu halten. Die Folgen sind häufig kalte Hände und Füsse, besonders beim bewegungsarmen Sitzen im Rollstuhl (> *Unterwegs, S. 211*).

Kälte ist das eine, Hitze und Schweiss das andere. Den Temperaturen angepasste, funktionelle Kleider mildern Hautirritationen. Vor allem im Sommer sind geschwollene Beine und Füsse unliebsame Begleitsymptome vom langen Sitzen im Rollstuhl (> *S. 201*). Stütz- bzw. Kompressionsstrümpfe reduzieren Ödeme und unterstützen die Durchblutung. Die engen Strümpfe lassen zwar allmählich nach, doch bleiben sie anstrengend anzuziehen, vor allem bei stark schwitzenden Füssen. Dünne Damenstrümpfe unter den Kompressionsstrümpfen getragen erleichtern das enorm. Die Krankenkassen bezahlen aus der Grundversicherung jeweils zwei Paar Kompressionsstrümpfe pro Jahr, wenn ärztlich verordnet.

Bei kraftlosen Fingern unterstützen Hilfsmittel beim An- und Entkleiden. Eine Auswahl davon:

- Knöpfhilfen, um das Zuknöpfen von Hemden zu erleichtern
- Reissverschluss-Verlängerungen und -Greifringe
- Anziehhilfen für Socken und Strümpfe
- Elastische Schnürsenkel
- Schuhanziehhilfen
- Hosen mit Klettverschlüssen versehen, statt sich mit Hosenknöpfen abzumühen
- Schuhmodelle mit Klettverschlüssen

Als ich noch zu Fuss mit Gehstützen unterwegs war, konnte ich öfters keine geeigneten Schuhe finden. Ich wollte flache, absatzlose Sohlen mit gutem Profil für einen sicheren Stand. Die Schuhe sollten bis zum Sprunggelenk reichen, um zusätzlich zu stabilisieren und vor dem Einknicken zu schützen. Gleichzeitig mussten sie so leicht wie möglich sein, da ich fast jedes zusätzliche Gramm spürte. Leider wogen Modelle, die Stabilität und Sicherheit gaben, oft zu schwer. Einen Kompromiss zu finden, war nicht immer einfach.

Sexualität

Gleich zwei Tabuthemen treffen hier aufeinander. Sexualität als solches, dazu noch mit einer Behinderung. Doch wie alle anderen sind auch behinderte Menschen sexuelle Wesen. Sie haben ein Recht, sexuell selbstbestimmt leben zu können, Partnerschaften einzugehen und auch Eltern zu werden. Seit neuerer Zeit machen immer mehr sexuelle Minderheiten auf Diskriminierungen aufmerksam. Behinderte gehen dabei aber häufig vergessen. Auch sie dürfen in ihrer sexuellen Freiheit nicht eingeschränkt werden. Gesunde Personen können ihre Sexualität selbstständig und innerhalb der geltenden Gesetze frei nach ihren Vorlieben ausleben. Diese Freiheit geht aber bei fortschreitenden Erkrankungen oft verloren, vor allem für Leute, die in einer Pflegeeinrichtung wohnen.

Dass Körper und Geist miteinander verbunden sind und Sexualität nicht nur den reinen Geschlechtsakt beinhaltet, erkannte schon der Medizin-Ethiker und Theologe Paul Sporken (1927–1992). Er stellte die Sexualität in einem konzentrischen 3-Kreis-Modell dar, bei dem jeder Kreis eine andere Ebene charakterisiert. Im grössten und äussersten Kreis finden sich äusserlich sichtbare Verhaltensweisen, die nicht unmittelbar mit Sex assoziiert werden. Dazu gehören beispielsweise Kommunikation, Blicke, sich als Frau/Mann fühlen, sich entsprechend kleiden oder Beziehungen und Kontakte pflegen. Im mittleren Kreis, eine Stufe weiter innen, stehen Begriffe wie Berührung, Zärtlichkeit, Gefühle wahrnehmen oder Nähe spüren. Erst im innersten, kleinsten Kreis erscheint der eigentliche Genitalsex. Die drei Ebenen interagieren und beeinflussen sich gegenseitig. Jemand, der sich wohl fühlt und selbstbewusst auftritt, erlebt Intimität und Befriedigung in den inneren Kreisen erfüllender. Beglückender Sex wiederum fördert gegen aussen das Selbstwertgefühl.

Sexuelle Gesundheit besteht demnach auch daraus, wie positiv eine Person den eigenen Körper bewertet und wie zufrieden sie sich darin fühlt. Die Weltgesundheitsorganisation WHO definierte den Begriff als «Zustand physischen, emotionalen, mentalen und sozialen Wohlseins, was die Sexualität angeht. Es ist nicht nur die Abwesenheit von Krankheiten, Fehlfunktionen oder Gebrechen. Sexuelle Gesundheit benötigt eine positive und respektvolle Einstellung zu Sexualität und sexuellen Beziehungen sowie die Möglichkeit, angenehme und gefahrlose sexuelle Erfahrungen zu machen, frei von Zwängen, Diskriminierung und Gewalt. Damit sexuelle Gesundheit erreicht und beibehalten wird, müssen die sexuellen Rechte aller Menschen respektiert, geschützt und verwirklicht werden.»[15]

Eine Erkrankung verändert die Beziehung auch in der Sexualität. Dies umso mehr, wenn die Partnerin pflegerische Aufgaben übernimmt. Die Gefahr besteht, dass aus einem gleichwertigen Verhältnis langsam eine Pfleger-Patient-Gemeinschaft wird. Romanzen und erotische Momente rücken allmählich in den Hintergrund, wenn beispielsweise Funktionsstörungen, fehlende Motorik oder Schmerzen auftreten. Da ist Kreativität gefragt, um das Gleichgewicht wiederherzustellen. Ideen dazu sind beispielsweise:

- Gemeinsame Momente verbringen, Dinge unternehmen, sich Zeit füreinander nehmen, sich wertschätzen und das einander auch mitteilen.
- Aufeinander zugehen, Körperkontakt suchen, sich nahe sein, küssen, massieren.

---

15 World-Health-Organization, 2010

- Statt waschen, zusammen baden oder duschen, sich gegenseitig einseifen, Körperpflege spielerisch ausdehnen.
- Die Sinne ansprechen durch Düfte, Klänge, Süssigkeiten, Kerzenlicht, Berührungen etc.
- Erotische Spielsachen, Hilfsmittel ausprobieren. Sich selbst und gegenseitig berühren und spüren. Erlaubt ist, was beiden gefällt.

Nicht alle aber leben in einer Paarbeziehung oder zu Hause. Viele wohnen in Pflegeeinrichtungen, welche nur wenig Privatsphäre bieten. Wenn die Möglichkeit fehlt, sexuelle Gesundheit zu erlangen, steigt die Gefahr von Einsamkeit, Depression und sexuellen Auffälligkeiten. Dies erleben Pflegende hautnah, da ihre Arbeit mit Waschen, Anziehen oder Transferieren zwangsläufig intensiven Körperkontakt mit sich bringt. Auf der anderen Seite sind aber auch die Gepflegten verletzlich und der Gefahr von Grenzüberschreitungen oder sexualisierter Gewalt ausgesetzt.

Mittlerweile haben viele Institutionen diese Problematik erkannt. Sie geben sich Leitlinien, wie sie ihr Personal schützen und gleichzeitig die Bedürfnisse der Bewohner respektieren können. Einige Punkte, die thematisiert werden müssen:

- Welche Schulung bzw. Weiterbildung brauchen Mitarbeitende, damit sie in heiklen Situationen richtig und professionell reagieren? Wohin können sie sich bei Fragen wenden?
- Sind Rückzugsmöglichkeiten oder abschliessbare Räume vorhanden, um den Bewohnerinnen eine ungestörte Intimsphäre zu bieten?
- Welche Hilfe beim Organisieren von Berührungskünstlerinnen und -künstlern, einer Sexualassistenz oder einer Person der Prostitution kann erbracht werden?
- Wie ist der Umgang mit erotischen Hilfsmitteln, Magazinen oder Bildmaterial mit Rücksicht auf die Gefühle der Mitbewohner und Angestellten?

- Können Beratungen angeboten werden, beispielsweise zu Themen wie Verhütung, aber auch Kinderwunsch oder Schwangerschaft?
- Was für Vorkehrungen sind getroffen, um vor sexuellem Missbrauch zu schützen?

Sexuelle Gesundheit bedeutet Lebensqualität. Das Thema ansprechen ist ein wichtiger Schritt dahin, sei es zu Hause oder im Heim, ob alleinstehend oder in einer Paarbeziehung. Es braucht vielleicht Mut und Überwindung, sich an Fachpersonen der Sexologie, der Sexualberatung oder der Sexualtherapie zu wenden. Doch die sexuelle Energie als Lebensenergie wiederzuentdecken, kann ungemein bereichern.

Ernährung

Die Ernährung nur auf eine lebenserhaltende Massnahme zu reduzieren, wäre äusserst trostlos. Essen und Trinken heisst auch geniessen, soziale Kontakte pflegen oder Kultur erleben. Ein beschwerdefreies Aufnehmen, Verdauen und Ausscheiden von Speisen bedeuten ein grosses Stück Lebensqualität. Jedoch können Schluckprobleme, übermässiger bzw. unkontrollierter Speichelfluss, ein blähender Darm oder mühsame Toilettengänge muskelkranken Personen die Lust am Essen und Trinken gründlich verderben. Daraus resultierende Folgen wie Mangelernährung, Immunschwäche oder ein gestörter Wasserhaushalt (Dehydration) rufen neue Symptome hervor. Sie schwächen zusätzlich in einer Phase, wo Körper und Geist auf Energie angewiesen sind. Lösungen für die auftretenden Probleme zu finden, ist unerlässlich, statt weniger zu essen oder zu trinken.

Anlaufstellen bei Schluckstörungen (Dysphagien) sind Fachleute der Ernährungsberatung und jene der Logopädie. Verdächtige Hinweise sind unter anderem:

- Häufiges Verschlucken oder Husten beim Essen und Trinken
- Lang dauernde Nahrungsaufnahme
- Schwierigkeiten bei Speisen bestehend aus verschiedenen Konsistenzen
- Schmerzen beim Schlucken
- Würgen, Rückfluss von Speisen, Übergeben

Dazu könnten indirekte Symptome auf eine Dysphagie hindeuten:

- Bronchiale Infekte, Lungenentzündungen (Pneumonien
- Verschiedentlich unklares Fieber
- Fremdkörpergefühl im Hals, verschleimte Atemwege
- Gewichtsverlust
- Veränderte Stimme
- Sodbrennen oder verstärktes Aufstossen (Reflux)

Zu den Gefahren bei einer Dysphagie gehört das Verschlucken (Aspiration). Wenn Flüssigkeiten oder Speisen «in den falschen Hals» geraten, lösen sie einen Hustenreflex aus, um die Lunge vor Fremdkörpern zu schützen (> *S. 42*). Muskelkranke Personen verfügen aufgrund der verminderten Muskelmasse (Zwerchfell, Bauch- und Rückenmuskulatur) aber nur über einen abgeschwächten Hustenstoss. Ungenügendes Abhusten erhöht das Risiko einer Lungenentzündung.

Zusammen mit der Logopädin gewöhnen sich Betroffene sichere Schlucktechniken an und verinnerlichen Regeln, um gefahrlos Nahrung aufzunehmen. Eventuell hilft es, die Kost zu verdicken oder verdünnen, um die ideale Konsistenz zu erreichen. Wichtig ist, im Notfall Ruhe zu bewahren und richtig zu reagieren. Jemandem beim Verschlucken auf den Rücken zu klopfen, kann nicht ungefährlich sein, weil dadurch das Essen vielleicht noch weiter hinunter in die Lunge rutscht. Mit dem Heimlich-Griff dagegen fasst man die Person von hinten um den Oberbauch und versucht, mit einem ruckartigen Stoss, den Fremdkörper aus den Atemwegen zu befördern. Vorsicht jedoch vor allem bei Kindern. Richtiges Anwenden will geübt sein. Kurse vermitteln die nötigen Kenntnisse von Notfalltechniken und bringen dadurch Sicherheit in den Alltag.

Eine verminderte Schluckfähigkeit provoziert Speichelflussprobleme. Feuchte Aussprache oder unkontrollierter Ausfluss aus dem Mund (Sialorrhoe) treten auf. Verständlich, dass Betroffene enorm darunter leiden, sich schämen und daher die Öffentlichkeit eher meiden. Möglichkeiten, gegen diese unangenehmen Symptome vorzugehen, sind medikamentös, logopädisch, chirurgisch oder mit alternativen Heilmethoden. Dafür zuständig sind Spezialistinnen im HNO-Bereich, der Neurologie, Logopädie oder auch der Kieferorthopädie.

Was auf dem Menüplan stehen soll, richtet sich einerseits nach den persönlichen Vorlieben, andererseits nach dem Bedarf an Kalorien. Die Ernährungsberatung berücksichtigt dabei auch die Empfehlungen der Schweizerischen Gesellschaft für Ernährung (SGE) (> *Abbildung 20, S. 191*). Bei ungewolltem Gewichtsverlust kommt womöglich noch eine kalorienreiche Nahrungsmittelergänzung dazu.

Das Auge isst immer mit. Natürlich verleidet die Lust am Essen, wenn Speisen püriert werden müssen, um sicher schlucken zu können. Die Motivation sinkt ebenso, wenn die Mahlzeiten länger dauern und das Schlucken ermüdet. Die PEG-Sonde könnte eine Alternative sein, um mehr Lebensqualität zu gewinnen. Sie führt die Nahrung direkt durch die Bauchwand dem Magen zu. Fragen zur Indikation, Praktikabilität sowie den zu erwartenden Vor- und Nachteilen beantwortet die Fachärztin.

Eine angebrachte PEG-Sonde heisst nicht, auf das normale Essen und Trinken verzichten zu müssen. Was möglich ist und worauf Lust besteht, kann dazu gegessen werden. Die Sonde befreit jedoch vom Stress, genügend Kalorien und Flüssigkeit aufzunehmen. Auch Medikamente lassen sich auf diese Weise verabreichen.

Die Sonde anzulegen, benötigt einen kleinen operativen Eingriff. Personen mit neuromuskulären Erkrankungen sind durch die geschwächte Atemmuskulatur eher anfällig für Komplikationen bei einer Narkose. Deshalb wird ein ganzes Team aus verschiedenen Fachbereichen wie Anästhesie, Pneumologie, Kardiologie, Neurologie und weiteren das optimale Vorgehen festlegen.

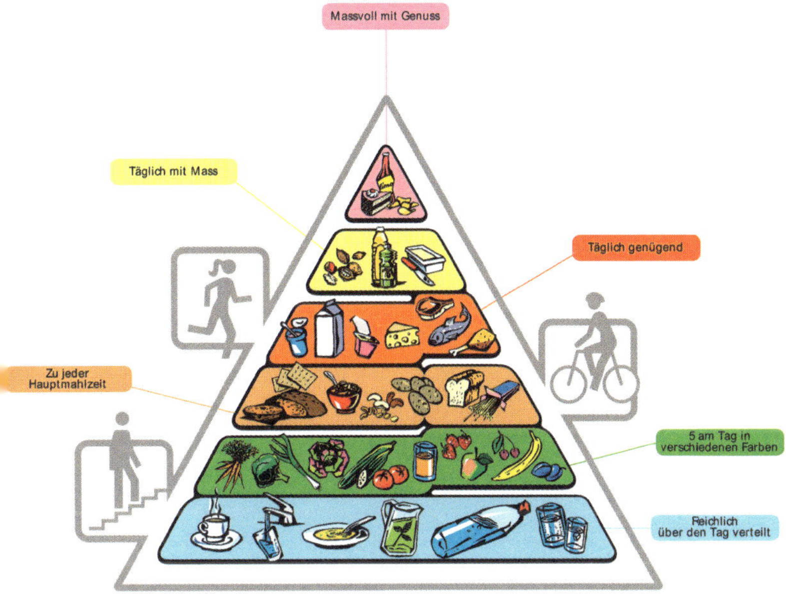

Abbildung 20:
Lebensmittelpyramide
(Schweizerische Gesellschaft für Ernährung, 2005)

Gewichtskontrolle und Hydrierung (Wasserzufuhr) sind zwei wichtige Faktoren. Bei Nährstoffmangel zapft der Körper zuerst seine Fettreserven an, was zu Beginn vielleicht sogar willkommen ist. Wenn diese jedoch aufgebraucht sind, baut der Körper gezwungenermassen Proteine aus der Muskulatur ab, um Energie zu gewinnen. Das müssen Muskelkranke aus offensichtlichen Gründen vermeiden und darauf achten, genügend Kalorien zu sich zu nehmen.

Ein Flüssigkeitsmangel (Dehydration) führt ebenfalls zu unangenehmen Symptomen, beispielsweise einer Verstopfung (Obstipation). Ausreichende Bewegung, welche die Darmfunktionen anregt, fehlt Personen, die im Rollstuhl sitzen. Der Darm braucht daher genügend Flüssigkeit und eine ballaststoffreiche Kost.

Ein unangenehmes Erlebnis führte mir diese Problematik vor Augen. Ich litt wiederholt an Verstopfung, was den Stuhlgang zusehends in die Länge zog. Dazu presste ich immer mehr auf der Toilette, was schliesslich zu einem Nabelbruch (Nabelhernie) führte. Dieses Loch in der Bauchwand erzwang einen kurzen Spitalaufenthalt. Das Ärzteteam entschied sich vorsichtshalber für eine Lokalanästhesie statt einer Vollnarkose. Daher konnte ich die kleine Operation bei vollem Bewusstsein mitverfolgen. Von meinem Vorschlag, gleichzeitig noch etwas Bauchfett abzusaugen, hielten sie allerdings wenig. Seitdem achte ich mehr auf meinen Menüplan.

Die Toilettengänge mehren sich und mögen beschwerlich sein, doch dafür gibt es Lösungen. Unter keinen Umständen darf die Ernährung darunter leiden. Sie versorgt den Körper mit Energie, stärkt das Immunsystem und bildet damit das Fundament, um gegen die Krankheit zu kämpfen.

Geeignete Hilfsmittel, um Nahrung aufzunehmen und auszuscheiden, finden sich zuhauf. Seien es Trinkhalme mit Rückflussstopp oder angepasste Becher und Besteck bis zum speziellen Rollstuhlkissen, welches bei Blähungen das Luft ablassen erleichtert. Einfach ausprobieren.

Atmung

Die weitaus gravierendsten Konsequenzen drohen Muskelkranken bei Atemproblemen. Auch wenn die Lunge selbst an sich gesund ist, kann sie doch nur zusammen mit der umliegenden Muskulatur ihre Aufgabe erfüllen. Geschwächte Muskelgruppen wie Zwerchfell, Bauch-, Schulter-, Zwischenrippen- und Halsmuskulatur schmälern die Leistung der Lunge mit möglicherweise fatalen Folgen.

Nachts im Schlaf atmen wir vor allem mit den Bauchmuskeln. Ein kraftloses Zwerchfell führt dazu, dass die Lunge nur oberflächlich oder langsam atmet (Hypoventilation) und damit weniger Gas auszutauschen vermag. Der Sauerstoffgehalt im Blut sinkt, dafür reichert sich Kohlendioxid (CO_2) an. Die Fasern im Lungengewebe sind nicht mehr geschmeidig und elastisch, was das Atmen noch beschwerlicher macht. Dies wiederum möchte der Körper mit einer verstärkten Atemarbeit (Tachypnoe) kompensieren, welche die Muskulatur zusätzlich erschöpft. An einen erholsamen Schlaf ist nicht mehr zu denken, wenn kein Tiefschlaf mehr stattfindet und die Wachphasen sich häufen. Eine permanente Hypoventilation wird lebensbedrohend, wenn sich CO_2 im Blut stark anreichert.

In schlecht belüfteten Atemwegen sammelt sich gerne Schleim an, was zu Infekten oder sogar einer tödlichen Lungenentzündung (Pneumonie) führen kann. Komplikationen entstehen auch bei einer schlaffen Mund- und Rachenmuskulatur. Verengte bzw. verschlossene obere Atemwege oder ein plötzlich stillstehendes Zwerchfell lösen Schlafapnoen, kurzzeitige Atemaussetzer, aus.

Symptome einer möglichen Hypoventilation treten anfänglich noch mild auf, verstärken sich jedoch mit der Zeit. Dazu gehören:

- Morgendliche Kopfschmerzen und unruhiger Schlaf mit häufigem Aufwachen
- Gefühl, chronisch kraftlos und erschöpft zu sein, Tagesmüdigkeit
- Verminderte Ausdauer
- Gestörte Konzentrations- und Merkfähigkeit

Spätestens wenn solche Anzeichen auftauchen, überwacht und analysiert die Pneumologie in regelmässigen Intervallen den Verlauf.

- Eine Funktionsprüfung (Spirometrie) zeigt, wieviel die Lunge zu leisten vermag. Die Pneumologin ermittelt dabei das Luftvolumen beim Ein- und Ausatmen sowie die Stärke des Atemstosses.
- Die arterielle Blutgasanalyse ermittelt die Konzentration von Sauerstoff und Kohlendioxid im Blut sowie den Säuregrad, genannt pH-Wert.
- Ein kleines Gerät namens Pulsoxymeter misst ebenfalls die Sauerstoffsättigung im Blut. Es liefert vielleicht weniger präzise Resultate als die Blutgasanalyse, doch lässt es sich bequem zu Hause benutzen.

Tiefere Einblicke verschafft der Aufenthalt in einem Schlaflabor. Eine Polysomnographie zeichnet das Schlafverhalten auf und erstellt ein Profil der verschiedenen Schlafstadien vom Wachzustand bis zum Tiefschlaf. Zudem misst sie Atemfrequenz, Sauerstoff- bzw. Kohlendioxid-Sättigung, Atempausen, Körperlage, Schnarchen und Beinaktivität. Daraus ergeben sich Ansätze, den Schlaf zu verbessern. Nicht-invasive Methoden mit Atemmasken erhöhen die nächtliche Schlafqualität und minimieren gleichzeitig das Risiko einer Pneumonie. Wenn diese erfolglos sind oder die Lebensqualität zu stark leidet, kommen allenfalls invasive Methoden in Frage. Solche sind aber selbst in Fachkreisen umstritten (> S. 73).

Ein schwächelndes Zwerchfell bzw. reduzierte Atemhilfsmuskeln erschweren es, Sekret in den Atemwegen abzuhusten. Ausreichend trinken zusammen mit einem tragbaren Absauggerät helfen, zähen Schleim zu entfernen. Dazu nützen schleimlösende Medikamente oder reizmildernde Hustenbonbons. Schleim, der eher in den oberen Atemwegen sitzt, lässt sich zuweilen durch das Inhalieren von Wasserdampf mit ätherischen Ölen lösen. Vorsicht jedoch vor allem bei Kindern: Zu starkes Einatmen von heissen Dämpfen verursacht Verbrennungen. Tiefer in den Bronchien liegendes Sekret erfordert einen Vernebler. Dieses Gerät zerstäubt ein Medikament, damit es weit genug in die Lunge vordringen kann.

Technische Hilfen, wie der Cough-assist, belüften einerseits prophylaktisch die Lunge und lösen andererseits im Notfall festsitzendes Sekret. Das Gerät lässt sich in Rhythmus bzw. Sogstärke individuell einstellen. Es ist etwas gewöhnungsbedürftig, doch nach kurzer Zeit leistet es wertvolle, vorbeugende Dienste und reduziert Stress im Krankheitsfall. Muskelkranke möchten es tunlichst vermeiden, notfallmässig ein Spital aufsuchen zu müssen, weil sie nicht husten können.

Ich kann nicht stark genug darauf hinweisen, sich so früh wie möglich um ein Cough-assist-Gerät zu bemühen, das heisst beim ersten Auftreten von Atemschwächen. Bei mir dauerte der Prozess von Antrag bis zum Erhalt fast 18 Monate. Erst nach mehreren Untersuchungen und wiederholtem Nachhaken bei der Krankenkasse erhielt ich die Kostengutsprache. Seitdem rettete mich das Gerät mehrmals vor einem kostspieligen Spitalaufenthalt. Nach einer bakteriellen Infektion setzte sich Schleim in der Lunge fest, der ohne Hilfsmittel unmöglich abzuhusten gewesen wäre. Das Gerät sofort verfügbar zu haben, bewahrte mich vor Schlimmerem.

Es versteht sich von selbst, dem Körper Sorge zu tragen und alles zu vermeiden, was ihm schadet. So lange man jung und gesund ist, vermag eine Lungenentzündung noch nicht zu beeindrucken. Wenn einem aber erst im Krankheitsfall die vulnerable Lunge auffällt, ist sie vielleicht schon irreparabel geschädigt, etwa durch das Rauchen. Der Körper vergisst nicht, was ihm angetan wurde und wird sich auch Jahre später noch entsprechend verhalten. Die im Laufe der Zeit angesammelten Schadstoffe reduzieren die Leistung der Lunge zusätzlich und berauben sie einer reellen Abwehrchance. Vor allem wenn bereits im Jugendalter angefangen, wirkt Rauchen daher wie ein Brandbeschleuniger, wenn stattdessen Feuer löschen angesagt wäre.

Impfungen gegen Grippe und andere Infektionskrankheiten schützen vor Komplikationen. Muskelkranke gehören wegen der schwachen Atemmuskulatur zur Risikogruppe. Ein milder Verlauf dieser Krankheiten verringert das Leiden und rettet sogar Leben. Dazu stärkt eine gesunde Ernährung das Immunsystem.

Ob Placebo-Effekt oder wirksamer Inhalt weiss ich nicht, aber bisher machte ich mit einer Substanz namens Propolis gute Erfahrungen. Dieser von Bienen hergestellte Stoff soll keimhemmende Eigenschaften besitzen, was aber wissenschaftlich nicht nachgewiesen ist. Wenn ich jeweils ein erstes Kratzen im Rachen verspüre, lasse ich mir ein paar Tropfen in den Hals träufeln und oft fühle ich eine aufkommende Erkältung abgewendet.

Regelmässige Atemübungen stärken und belüften die Lunge. Tägliche Atemgymnastik mit oder ohne Trainingsgerät spricht die Muskulatur an und hält die Lunge geschmeidig. Welche Form behagt und sich gut in den Alltag integrieren lässt, ist auszuprobieren, allenfalls kombiniert mit entspannenden Klängen. Meditative, auf den Körper fokussierte Übungen beruhigen mitunter bei Atemnot. Trainings, welche die Mundmotorik einbeziehen, unterstützen zusätzlich die Schluckmuskulatur. Was im Einzelnen sinnvoll ist, kommt in der Sprechstunde der Logopädie bzw. Pneumologie zur Sprache. Ebenso Fragen zum Verhalten in Notfällen:

- Welche Techniken und Hilfsmittel benütze ich bei Husten, Verschlucken, Atemnot oder um Sekret zu lösen?
- Wer muss wie geschult werden, damit die Massnahmen im Notfall ohne Zeitverlust greifen?
- Wie erkenne ich eine sich anbahnende Pneumonie?
- Welche Medikamente und Hilfsmittel setze ich dann ein?
- Wie kann ein Notfallplan aussehen, in dem Kontakte, Massnahmen und Medikamente griffbereit zugänglich sind?

Sich im Vorfeld mit möglichen Notsituationen zu befassen, gibt Sicherheit, unter Zeitdruck richtig reagieren zu können.

Eine Atemübung, die ich mir im Laufe der Jahre selbst angewöhnt habe, wenn ich in der Badewanne liege:

- Vier Sekunden einatmen
- Sieben Sekunden den Atem halten
- Acht Sekunden ausatmen
- Fünf Sekunden ruhen bis zum nächsten Atemvorgang

Diese Abfolge versuche ich, 20-mal zu wiederholen. Je nach körperlicher Verfassung gelingt mir das besser oder schlechter. Ich nenne es mein persönliches Frühwarnsystem. Wenn mich die Übung ohne offensichtlichen Grund schnell in Atemnot bringt, könnte eine Erkältung im Anmarsch sein. Dann ist extra Vorsicht und Schonung angesagt.

Physiotherapie

Einmal mehr sei an den Grundsatz «use it or lose it» (> *S. 33*) erinnert, wobei statt «use it» hier auch «move it» stehen könnte. Wir Menschen sind zum Bewegen geboren. Durch Sport sprechen wir die verschiedensten Muskelgruppen an und halten dadurch Körper und Geist in Form. Mit möglichst abwechslungsreichen Aktivitäten, die idealerweise auch noch Spass machen, verhindern wir, dass Muskeln sich zurückbilden oder Gelenke sich versteifen. Dass sie das tun, merken wir beispielsweise alljährlich zu Beginn der Wintersportsaison, wenn wir nach dem ersten Tag im Schnee den Muskelkater spüren.

Fortschreitende, neuromuskuläre Erkrankungen reduzieren den Bewegungsradius und die Leistungsgrenze einer Person. Wenig benutzte oder sogar inaktive Muskeln verkümmern und lähmen dadurch zusätzlich. Unangenehme Begleitsymptome treten auf, wie gesehen in den Kapiteln > *Ernährung* und > *Atmung*. Die Physiotherapie zielt somit darauf ab, so aktiv wie möglich zu bleiben, vorhandene Ressourcen zu nützen und den Körper beweglich zu halten. Sie darf aber nicht überfordern oder die noch vorhandenen Kraftreserven aufbrauchen. Ein wahrlich schmaler Grat, der da begangen wird. Zudem gilt es, flexibel zu bleiben und sich der Tagesform bzw. dem Krankheitsverlauf anzupassen. Speziell in der Physiotherapie ist es wichtig, mit Fachleuten zu arbeiten, die sich mit Muskelerkrankungen auskennen.

Der Trainingsplan richtet sich individuell danach, was möglich und sinnvoll ist. Meist geht es darum, zu mobilisieren, dehnen, Beweglichkeit und Durchblutung zu fördern, eventuell auch Schmerzen zu bekämpfen. Im Frühstadium einer Krankheit erlaubt die noch vorhandene Kraft bestenfalls ein aktives Mitmachen. In Frage kommen dann leichte sportliche Übungen ohne viel Kraftaufwand oder gewisse Techniken aus dem Yoga.

Wenn die Muskelkraft in den Extremitäten nachlässt und man Hilfsmittel, wie Gehstöcke oder Orthesen einsetzt, verändert sich auch das Training. Die Therapeutin wird vermehrt unterstützen und die Übungen anpassen. Das Ziel, den Körper beweglich zu halten, bleibt jedoch gleich, selbst für eine Patientin im Rollstuhl. Dann geht es darum, den Körper nicht vergessen zu lassen, wie es sich anfühlt, zu stehen oder sogar zu laufen. Roboterunterstützte Gangtrainings richten sich speziell auf Patienten mit neurologischen Störungen aus. Vielleicht reicht die Kraft nicht, das ganze Körpergewicht selbst zu tragen oder die Beine aktiv zu bewegen. Doch das Gehirn bemüht sich, die entsprechenden Muskeln anzusteuern, was wiederum die Plastizität fördert (> *S. 33*).

Trotz vielen Jahren mit ständig nachlassender Kraft, sitze ich meistens nicht in einem Elektrorollstuhl. An meinem leichten und wendigen Handrollstuhl ohne Motor möchte ich so lange wie möglich festhalten. Dadurch trainiere ich meine Arme und den Oberkörper, bzw. halte meinen Körper beweglich. Zu Hause und für ganz kurze Distanzen ohne Schwellen und Steigung geht das gut. Für längere Strecken brauche ich den Rollstuhl mit elektrischem Zusatzantrieb. In Zukunft werde ich jedoch wahrscheinlich nicht um einen vollständigen Elektrorollstuhl herumkommen.

Tägliches Bewegen in einem Handrollstuhl mobilisiert automatisch die oberen Körperpartien, wie Arme, Rücken, Schulter und Nacken. Die untere Körperhälfte zu trainieren, ist komplizierter.

Rund um die für die Atmung wichtige Bauchmuskulatur lagert sich mit dem Alter gerne Fett ab. Das zu verhindern oder abzubauen dürfte herausfordernd sein. Geeignete Bauchmuskeltrainings sind im Rollstuhl nur schwer umsetzbar. Zudem wird es eine veränderte Ernährung allein auch nicht richten. Der Traumbody mit einem Waschbrettbauch bleibt damit eher ein Wunschtraum.

Aktive und kräftige Beinmuskeln komprimieren fortlaufend die Venen und helfen dadurch, das Blut gegen die Schwerkraft zurück Richtung Herz zu transportieren. Fehlt diese Muskelaktivität, fliesst das Blut langsamer. Dieses kann verklumpen und Gerinnsel bilden. Im schlimmsten Fall entstehen so Thrombosen, das heisst, es werden Blutgefässe verschlossen. Teile eines solchen Pfropfs wandern womöglich in andere Organe, wie beispielsweise die Lunge. Verschliessen diese verschleppten Gerinnsel dort eine Blutbahn, spricht man von einer Embolie. Langes Sitzen, sei es im Rollstuhl oder auf Flugreisen, bekannt unter dem Economy-Class-Syndrom, verschärft das Thromboserisiko deutlich.

Nicht nur langsam fliessendes Blut staut sich in den Fuss- und Unterschenkelvenen. Auch Gewebsflüssigkeit sammelt sich und dadurch schwellen Beine und Füsse an. Solche eingelagerten Flüssigkeiten, auch Ödeme genannt, lassen sich leicht an der sichtbaren Schwellung und an der leichten Delle, die sie auf Druck hinterlassen, erkennen. Besonders im Sommer, bei heissen Temperaturen, treten vermehrt Ödeme auf.

Füsse hochlagern erleichtert das Abfliessen von Flüssigkeit in den Beinen. Dazu helfen medizinische Kompressionsstrümpfe, welche Druck auf die Venen ausüben und sie beim Bluttransport unterstützen. Regelmässige Massagen, Lymphdrainagen, fördern ebenfalls die Blutzirkulation.

Die Durchblutung fördern ist das eine. Inaktive Muskeln passen sich der Position an, in der sie länger verbleiben. Nach einem Tag im Rollstuhl, ohne die Knie zu bewegen, schmerzen abends die Gelenke. Regelmässiges Mobilisieren und Dehnen von wenig benutzten Muskelgruppen gehört zu jedem Therapieprogramm. Der Körper hätte sicher nichts dagegen, täglich durchgeknetet, gedehnt und mobilisiert zu werden. Welches Training aber in welchen Intervallen sinnvoll ist, hängt auch von den Ressourcen bzw. der Machbarkeit ab.

Mein Trainingsprogramm beinhaltet einmal wöchentlich das Mobilisieren, Dehnen und Massieren von Füssen und Beinen beim Therapeuten. Zusätzlich gehe ich alle zwei Wochen in das roboterunterstützte Gehtraining und zum Standing. Dadurch komme ich in eine gute Streckung und der Körper verlernt nicht so schnell, auf beiden Füssen zu stehen bzw. zu gehen. Um verspannte Muskeln zu lösen, benutze ich zu Hause eine Massagepistole. Das elektrische Handmassagegerät mit auswechselbaren Aufsätzen lässt sich gezielt auf einzelne Muskelgruppen anwenden.

Schwache Rücken- und Bauchmuskeln, welche nicht mehr richtig stabilisieren, führen zu einer Skoliose. Die Wirbelsäule verkrümmt sich und das Becken liegt schief, was zu Problemen bei der Körperbalance führt. Den Rumpf zu koordinieren sowie selbstständig im Rollstuhl zu sitzen, wird schwieriger. Der verformte Oberkörper beeinträchtigt zusätzlich die Lungenfunktionen. Welche Therapien sich eignen, richtet sich nach dem Ausmass der Skoliose, aber auch nach Alter und körperlicher Verfassung. Womöglich reicht ein Krankengymnastikprogramm oder das Anpassen eines Korsetts. Starke Krümmungen erfordern allenfalls eine Operation. Alles, was stützt und stabilisiert, minimiert Begleitsymptome.

Im fortgeschrittenen Stadium einer Erkrankung kommen Techniken von basaler Stimulation zunehmend zum Tragen. Damit versucht man in der Pflege, schwerstbehinderte Personen oder Demenzpatienten anzusprechen. Sie sollen sich wohl fühlen durch gezieltes Stimulieren der grundlegenden Sensorik, dem Sehen, Fühlen, Riechen, Schmecken und Hören.

Schmerzen bekämpfen

Wie schön wäre es doch, nie mehr Schmerzen zu verspüren? Was verlockend tönt, käme einer grossen Gefahr gleich, da dem Körper dadurch eine wichtige Schutzfunktion fehlen würde: Es ist seine Art, Alarm zu schlagen und uns auf ein Problem aufmerksam zu machen. Schmerzen können physischen oder psychischen Ursprung haben und sich unterschiedlich äussern, beispielsweise:

- Muskelkater nach intensivem Training
- Schmerzen, ausgelöst durch Verletzungen, Entzündungen oder eine falsche Körperhaltung
- Phantomschmerzen an amputierten Gliedmassen
- Diffuse innere oder schwierig zu ortende Schmerzen
- Prüfungsängste, die Bauchweh verursachen
- Trennungsschmerzen, die sich in eine Depression steigern

Handelt es sich um akute Schmerzen, klingen diese allmählich wieder ab. In extremen Situationen, wie bei grösseren Verletzungen, schüttet der Körper Endorphine aus. Diese Hormone wirken kurzzeitig als natürliche Schmerzmittel. Künstlich lässt sich das Empfinden durch örtliches Betäuben ausschalten, etwa bei Zahnoperationen. Grössere Eingriffe erfordern sedierende und schmerzunterdrückende Medikamente. Physiotherapeutische Massnahmen lindern Schmerzen ebenso, wie Methoden der Komplementärmedizin, zum Beispiel Akupunktur oder Chiropraktik.

Schmerzen halten unter Umständen jedoch lange an oder kehren ständig zurück. Solch chronische Schmerzen treten nicht nur bei typischen Erkrankungen auf, wie Rheuma, Arthrose oder Krebs. Sie können selbst zur Krankheit werden und auftauchen, obwohl die körperliche Ursache bereits verschwunden ist. Der

Körper kann sich so an einen Schmerzzustand gewöhnen, dass er ihn selbst hervorruft. Auch chronische Schmerzen lassen sich medikamentös unterdrücken. Auf Dauer zeigen sich aber unangenehme Nebenwirkungen, welche wiederum neue Medikamente erfordern.

Wie soll man diesem Übel beikommen? Therapien von chronischen Schmerzen orientieren sich gerne nach dem bio-psycho-sozialen Modell. Da Körper und Psyche untrennbar miteinander verbunden sind, fokussieren sie sich auf Faktoren in allen drei Dimensionen:

- Bio: körperliche Beschwerden, Entzündungen, verspannte Muskeln oder auch fehlender Schlaf, der es dem Körper verunmöglicht, sich zu erholen
- Psycho: Ängste, Gefühle von Hilflosigkeit, Frustrationen und andere Sorgen können Schmerzen verstärken
- Sozial: Stress, Konflikte, sozialer Rückzug und damit Einsamkeit wirken sich ebenfalls negativ aus

Erfolge stellen sich erst ein, wenn eine Therapie alle drei Bereiche anspricht und ins Lot bringt.

Schmerzen erkennen und verarbeiten findet im Gehirn statt. Wie sich ein Schmerz anfühlt, hängt nicht nur vom tatsächlichen Schaden ab, sondern auch wie das Gehirn ein Empfinden bewertet. «Wer weiss, dass ein akuter Schmerz eine harmlose Ursache hat, erlebt ihn als weniger schmerzhaft als jemand, der nicht recht weiss, wie ihm geschieht.»[16] Das Gehirn kann lernen, gewisse Schmerzen als nicht so wichtig zu taxieren. Der Fakir eignet sich durch jahrelanges Training an, seinen Schmerz auf einem Nagelbett meisterhaft zu kontrollieren.

16 Lenzen, 2016

Auch wenn solch eine Kontrolle für die allermeisten Leute unerreichbar bleibt, gibt es doch Strategien, das Schmerzempfinden zu beeinflussen:

- Ein aktiver Lebenswandel hilft, sich vorübergehend abzulenken.
- Sich bewegen, soziale Kontakte pflegen, sich beschäftigen, aber auch Entspannungsübungen, Yoga und Meditation fördern ein positives Mindset.
- Übungen in der Physiotherapie, aktives und passives Dehnen, Massagen, Wärme/Kälte-Therapien oder auch Elektrotherapien lindern Beschwerden.
- Programme in der Krankengymnastik gehen nach verschiedenen Ansätzen vor, die da heissen Bobath, Vojta, funktionelle Bewegungslehre nach Klein-Vogelbach und weitere. Auch hier gilt: Ausprobieren und erfolgreiches weiterführen.
- Selbst die Ergotherapie verfolgt das Ziel, den Alltag möglichst stress- und schmerzfrei bewältigen zu können.

Manche Leidtragende tendieren dazu, sich selbst zu überfordern. Sie arbeiten ununterbrochen, zum Beispiel im Garten, bis weit über die Schmerzgrenze hinaus. Erschöpft müssen sie anschliessend ausgedehnt pausieren. Wenn die Batterien wieder voll sind, geben sie abermals Vollgas, bis der unerträgliche Schmerz sie aufs Neue zurückbindet. Mit diesem Verhalten sinkt jedoch auf Dauer die Belastungsgrenze, da bei jedem erneuten Versuch die Schmerzen früher einsetzen.

Andere unterfordern sich gerne und brechen sofort ab, sobald sie geringste Schmerzen spüren. Auch diese Strategie, jegliche Schmerzen zu vermeiden, führt langfristig zu einer tieferen Belastungsgrenze. Das Verhalten dieser Personen ist geprägt von Angst, Passivität und Stress. Sie versuchen nicht, ihr Potenzial auszureizen.

Die zwei Begriffe «pacing» und «graded activity» tauchen in der Schmerztherapie häufig auf. Sie erstreben, ein gesundes Mass an körperlicher Aktivität zu finden, um leistungsfähig zu bleiben. Durch Pacing versucht man, über den ganzen Tag verteilt, ein möglichst konstantes Aktivitätsniveau zu halten aber gleichzeitig die Schmerzspitzen zu reduzieren. Mittel dazu sind:

- Anstrengende Tätigkeiten auf machbare Einheiten herunterbrechen. Den wöchentlichen Grosseinkauf auf mehrere kleine verteilen.
- Pausen machen, bevor der Schmerz dazu zwingt. Dadurch reduzieren sich die Erholungszeiten und man schafft letztlich vielleicht mehr.
- Pausen gezielt planen. Eine Pause bedeutet nicht, untätig zu sein. Sie kann auch aus ruhenden Tätigkeiten bestehen, zum Beispiel Arbeiten am PC.
- Tages- und Wochenpläne erstellen. Aktivitäten und Erholungsphasen möglichst gleichmässig verteilen.

Graded activity führt chronische Schmerzpatienten in kleinen Schritten an die Belastungsgrenze heran. Es geht darum, ausgewählte Tätigkeiten bewusst und langsam zu steigern. Die Patienten erhöhen nach und nach die Wiederholungen, zum Beispiel beim Hanteltraining, oder sie verlängern langsam die Dauer einer Tätigkeit so zum Beispiel beim Staubsaugen. Sie sollen Vertrauen in ihren Körper wiedererlangen, Ängste ablegen und versuchen, ein konstantes Niveau von Aktivitäten zu halten.

Beide Techniken bezwecken, aktiv zu bleiben und gleichzeitig das Schmerzempfinden durch den Gewöhnungseffekt zu reduzieren.

Kontrovers diskutiert wird der Ansatz, Cannabis als Heilpflanze in der Medizin einzusetzen, hauptsächlich deren Wirkstoffe THC und CBD[17]. Die einen sehen darin keinen Nutzen, für andere wirkt es Wunder, zum Beispiel, um Spastiken zu reduzieren. Wenn Schmerzpatienten dadurch auf Medikamente mit starken Nebenwirkungen verzichten können, warum nicht? Die

---

17 Menzi, Westenfelder, Forrer & Niggli, 2022

Krux dabei ist, die richtige Form und Dosis zu finden, um den gewünschten Effekt zu erzeugen, ohne aber selbst gesundheitsschädigend zu sein.

Mobilität

Ob gesund oder krank, mobil zu bleiben und sich selbstständig fortzubewegen, wünschen sich fast alle Menschen. Fortschreitende Erkrankungen schränken aber zunehmend ein und zwingen, die Hilfsmittel fortlaufend anzupassen. Anfänglich reichen vielleicht Gehstöcke oder Orthesen, um zu unterstützen und zu stabilisieren. Später entscheidet man sich womöglich für Elektro-Dreiräder oder Scooter, bis schliesslich ein Rollstuhl erforderlich ist. Erste Regel auch hier: vorausschauendes Planen (> *Hilfsmittel beschaffen, S. 150*). Zwar lassen sich Geräte auch kurzfristig mieten, doch es bleibt herausfordernd, sich rechtzeitig darum zu kümmern und dadurch keine Unfälle zu provozieren.

Ich bin das Paradebeispiel, wie man es nicht tun sollte. In den ersten Jahren nach der Diagnose war ich mit Gehstöcken unterwegs. Dazu trug ich eine Unterschenkel-Orthese, die mein Sprunggelenk im Schuh fixierte und stabilisierte. Bei einem Restaurantbesuch knickte mein Knie ein und ich stürzte so unglücklich, dass ich mir eine Unterschenkelfraktur zuzog. Die Ambulanz holte mich aus dem Restaurant und brachte mich direkt ins Spital, wo ich umgehend operiert wurde. Immerhin bekamen die anwesenden Gäste im Restaurant durch meinen Unfall etwas Action geboten. Das war echte Erlebnisgastronomie. Seither benutze ich einen Rollstuhl.

Welche Art von Rollstuhl darf es denn sein? Die Frage ob Handrollstuhl, Elektrorollstuhl, Pflegerollstuhl oder eine Kombination davon lässt sich nicht immer einfach beantworten. Alle bieten ihre eigenen Vorzüge und das vielfältige Angebot erschwert den Überblick.

Ein Handrollstuhl ist klein, leicht und wendig. Zusammengefaltet passt er problemlos in den Kofferraum eines Autos für unterwegs. Solch ein Gerät setzt einen stabilen Oberkörper und genügend kräftige Arme voraus. Dann dient es gleichzeitig auch als Trainingswerkzeug. Wie bei einem E-Bike, existieren auch für Rollstühle elektrische Antriebshilfen. Interessant sind Modelle, welche den Zusatzantrieb in die Radnabe integrieren. Zusammen mit einem Steuerungsgerät und einem Akku-Pack verwandeln sie einen manuellen Rollstuhl in ein veritables Elektromobil. Die einzelnen Komponenten sind leicht anzubringen und zu entfernen. Damit lässt er sich immer noch zusammenfaltbar transportieren.

Selbst Handrollstühle sind oft ergonomisch angepasste Massanfertigungen und kosten dementsprechend viel. Folgende Gedanken spielen beim Erwerb eine Rolle:

- Wo soll er eingesetzt werden? (Nur innerhalb oder auch ausserhalb der Wohnung?)
- Braucht es Extras? (Anti-Kippstützen, zusätzliche Bremshebel, Bremshebel-Verlängerungen, Spezialkissen, Gehstockhalter, Taschen usw.)
- Wie lange kann er voraussichtlich benutzt werden? Ist schon bald ein Elektrorollstuhl nötig?
- Können nachträglich elektrische Antriebshilfen angebracht werden?
- Wer trägt welche Kosten?

Beim Wechsel auf einen grösseren Elektro- oder Pflegerollstuhl kommen neue Punkte ins Spiel:

- Passen die Zugänge zu Lift, Treppenlift, Türen, Badezimmer etc. trotz breiterem und schwererem Rollstuhl?
- Genügt ein kleineres Modell nur für den Innenbereich oder braucht es grössere Räder für draussen?
- Sind höhenverstellbare Rückenlehnen und Fussstützen gewünscht, um zu liegen und die Beine höher zu lagern?
- Welche Steuerung ist sinnvoll? (Joystick, Tablett-Steuerung, Kopf- oder Kinnsteuerung usw.)
- Wie wird er transportiert? Sind Autoumbauten nötig?
- Wer trägt die Mehrkosten? (> *S. 163*)

Je mehr Zeit eine Person in einem Rollstuhl verbringt, desto wichtiger wird der Komfort und die Dekubitusprophylaxe, also das Verhindern von Wundliegen. Geeignete Sitzkissen und weiche Polster zum Beispiel an den Armlehnen verhindern, dass Druckstellen und Geschwüre entstehen. Liegepositionen und höhenverstellbare Beinstützen reduzieren Ödeme, das Ansammeln von Flüssigkeit in den Beinen. Zusätzlich installierbare Extras sind unter anderem:

- Halterungen für Trinkflaschen, Mobiltelefone, Gehstöcke, Regenschirme, Sauerstoff-Flaschen und anderes
- Kopfstützen
- Sicherheitsgurte, Kippsicherungen
- Sprachcomputer zum Kommunizieren
- Umfeldsteuerungen, um Geräte in der Umgebung zu bedienen (> *S. 177*)

Unterwegs

Muskelkrank unterwegs zu sein, kann manchmal herausfordernd sein. Das beginnt schon direkt an der Haustüre, wenn es, wie die Engländer zu sagen pflegen, Katzen und Hunde regnet. Das Wetter setzt Rollstuhlfahrenden durch Nässe und Wind ungleich stärker zu als anderen. Spezielle Regenschutze oder Regenponchos decken teilweise ab und verhindern, dass sich das Sitzkissen zu stark mit Wasser aufsaugt.

Nicht nur Nässe ist unangenehm. Ebenso ist es Hitze, Schweiss oder der prallen Sonne ungeschützt ausgesetzt zu sein. Im Winter dagegen verübeln tiefe Temperaturen die Laune. Permanent kalte Füsse und Hände sind die Folgen, wenn der Körper die gewünschten 37 Grad Celsius vordringlich bei den lebenswichtigen inneren Organen zu halten versucht. Turnübungen, um sich warm zu halten, sind im Rollstuhl eher schwierig. Wenn Thermopads für Schuhe und Handschuhe zu wenig heizen, bieten Lammfell-Schlupfsäcke auch bei weit unter null Grad Komfort und wohlige Wärme. Schnee gehört ebenfalls zu den unangenehmen Seiten des Winters. Die schmalen Rollstuhlreifen fahren schlecht auf weichem Untergrund, ausser man besitzt einen Offroad-Rollstuhl auf Raupen. Aufgehäufter Schnee am Strassenrand verengt die Gehsteige oder verhindert ein Durchkommen ganz. Alle diese negativen Einflüsse sollen aber nicht davon abhalten, nach draussen zu gehen, frische Luft zu schnappen und Vitamin D aufzutanken. Ein gut vorbereiteter Ausflug kann auch bei eher unwirtlichen Verhältnissen zum Erlebnis werden.

Ausser mit dem Wetter kämpfen Rollstuhlfahrende auch mit baulichen Hindernissen und einer wenig durchdachten Infrastruktur. Das sind Treppen, einzelne Stufen, zu enge Lifte, unerreichbare Schalter und Knöpfe, zu schmale Durchgänge, unzugängliche Toiletten und weitere. Die Schweiz bemüht sich zwar, aufgrund des Behindertengleichstellungsgesetzes (BehiG) aus dem Jahr 2004, öffentliche Einrichtungen zugänglicher zu machen. Das Gesetz jedoch vollständig umzusetzen, dauert in vielen Bereichen länger.

Der gemeinnützige Verein Pro Infirmis betreibt ein in Europa verbreitetes Schliesssystem namens «Eurokey» (> *Links, S. 247*). Ein Universalschlüssel ermöglicht, behindertengerechte, öffentliche Anlagen zu benutzen, die aus Betriebs- oder Sicherheitsgründen abschliessbar sein müssen. Das sind beispielsweise rollstuhlgängige Toiletten, Treppenlifte, Umkleidekabinen oder Hebebühnen. Stark mobilitätseingeschränkte Personen, wie auch Sehbehinderte oder Leute mit chronischen Blasen- bzw. Darmkrankheiten können den Eurokey gegen eine geringe einmalige Gebühr beziehen. Praktisch für unterwegs weist die gratis Eurokey-App für das Mobiltelefon auf Eurokey-Standorte in der Schweiz hin.

Öffentlicher Verkehr

Das BehiG verlangt, dass bis Ende 2023 der öffentliche Verkehr für Personen mit Behinderungen autonom zugänglich sein muss. Wenn es jedoch konkret darum geht, Nachteile zu beseitigen, öffnen sich schnell Schlupflöcher. Das Schlagwort hier lautet: Verhältnismässigkeit. Das Gesetz erlaubt unter Artikel 11, Absatz 1, Mängel zuzulassen, wenn der für Behinderte zu erwartende Nutzen in einem Missverhältnis steht, insbesondere:

– zum wirtschaftlichen Aufwand

- zu Interessen des Umweltschutzes sowie des Natur- und Heimatschutzes
- zu Anliegen der Verkehrs- und Betriebssicherheit[18]

In solchen Situationen muss das Transportunternehmen eine angemessene Alternative anbieten. Wenig erstaunlich interpretieren nicht alle das Wort «angemessen» gleichermassen. Die Gesetzesbestimmungen setzen, sehr schweizerisch, auf Kompromissbereitschaft aller Beteiligten. Das ist zwar nachzuvollziehen. Doch wird man aber den Eindruck nicht los, dass man nur willens ist, Barrierefreiheit zu schaffen, wenn es nicht allzu viel kostet oder es ein heimatgeschütztes Haus nicht verunstaltet. Die vollständige Inklusion von Behinderten bleibt damit leider noch für viele Jahre eine Illusion.

Die Schweizerischen Bundesbahnen (SBB) offerieren Rabatte auf die gängigen Generalabonnemente (GA) der 1. und 2. Klasse. Sowohl Vielreisende wie auch jene, die gelegentlich unterwegs sind, besorgen sich möglichst die «Ausweiskarte für Reisende mit einer Behinderung», auch Begleiter-Karte genannt. Sie erlaubt, eine Begleitperson gratis mitzunehmen, vorausgesetzt, eine der beiden Personen besitzt einen gültigen Fahrausweis. Bestellformulare und Erklärungen zu den Preisnachlässen finden sich auf der Internetseite der SBB (> *Links, S. 247*).

Nicht alle Züge und Busse und auch nicht alle Bahnhöfe lassen es Rollstuhlfahrenden zu, selbstständig ein- und auszusteigen. Reisende tun gut daran, vorauszuplanen und sich mit potenziellen Herausforderungen zu befassen. Die Fahrplan-Webseite der SBB (> *Links, S. 247*) erlaubt unter «Erweiterte Suche» zusätzliche Anliegen zum barrierefreien Reisen einzugeben, beispielsweise längere Umsteigezeiten. Mit dem Rollstuhl dauert das Umsteigen länger. Die stufenlose Route mit Liften und Umwegen ist meist nicht die kürzeste oder schnellste. Da lohnt es sich, zeitlich gross-

---

18 Bundesgesetz über die Beseitigung von Nachteilen von Menschen mit Behinderungen BehiG, Stand 1.7.2020

zügig zu planen. Das Suchresultat zeigt an, ob die gewählten Verkehrsmittel autonom zugänglich sind oder ob das Fahrpersonal dabei hilft. Ein Anruf beim SBB Call Center Handicap genügt, um sich beraten zu lassen und die nötige Assistenz zu buchen. Wenn sich nachträglich die Reisepläne ändern, muss auch die Hilfe umgebucht werden. Der Service Ein- und Ausstiegshilfe kostet nichts.

Bei Antritt der Reise trifft man sich mit der gebuchten Einstiegshilfe zehn Minuten vor Abfahrt auf dem Bahnsteig. Treffpunkt ist entweder bei der gelben Hebebühne (Mobilift) oder für Fahrten mit Doppelstock-Intercity-Zügen beim ersten Wagen hinter der Lokomotive. Dort in der 1. Klasse befindet sich eine Rollstuhltoilette. An den Umsteige- und Zielorten steht das Personal an der entsprechenden Türe bereit. Das funktioniert weitgehend gut. Wenn trotz Reservation keine Hilfe vor Ort sein sollte, gilt es, zusammen mit dem Zugpersonal oder auch anderen Fahrgästen zu improvisieren.

Busse, Postautos und Trams sind bestenfalls Niederflur-Fahrzeuge. Das Ein- und Aussteigen erfolgt entweder ebenerdig oder über eine ausklappbare Rampe, die das Fahrzeugpersonal bedient. In den Berggebieten fahren aber eher Hochflurbusse, von denen nicht alle einen Rollstuhllift besitzen. Das dürfte dann trotz BehiG schwierig werden. Die Postauto Schweiz AG bietet in dünn besiedelten Gebieten ein Rufbus-System mit Namen PubliCar an. Reisende buchen die gewünschte Fahrt entweder telefonisch oder per App. Einige Fahrzeuge, dieses oft von Kleinbussen durchgeführten Dienstes, sind rollstuhlgängig.

Die Schiffe auf den Seen der Schweiz sind zwar grösstenteils rollstuhlzugänglich, bisweilen aber trotzdem nicht vollständig barrierefrei. Möglicherweise ist das Aussen- oder Oberdeck nicht erreichbar oder Schiffe verfügen über keine rollstuhlgängigen Toiletten.

Seilbahnen mit kleinen Transporteinheiten bis zu acht Personen sind gemäss BehiG nicht verpflichtet, Personen im Rollstuhl zu transportieren. Nur bei grösseren Kabinen muss das der Fall sein. Neuere Gondeln sind zwar meist rollstuhlgängig konzipiert, doch das Angebot an rollstuhlgängigen Spazierwegen an den Bergstationen ist beschränkt.

Individualverkehr

Nicht alle Personen sind in der Lage, den öffentlichen Verkehr zu nutzen. Diverse Taxiunternehmen transportieren Rollstuhlfahrende in speziell adaptierten Fahrzeugen. Der Gast fährt über eine Rampe am Heck in den Wagen und bleibt während der ganzen Fahrt im Rollstuhl sitzen. Ein Gurtsystem sichert Rollstuhl und Insasse für den Fall einer plötzlichen Vollbremsung.

Die Preise variieren je nach Unternehmen. Manche offerieren vergünstigte Tarife oder sind einer Stiftung für Behindertentransporte angeschlossen. Im Kanton Zürich gibt die Stiftung ProMobil (> *Links, S. 247*) Gutscheine für vergünstigte Freizeitfahrten ab. Diese Bons dienen als Zahlungsmittel an die Taxifirma. Periodisch bezahlt der Fahrgast den eigenen Anteil an ProMobil. In vielen Regionen der Schweiz ist der gemeinnützige Verein Tixi (> *Links, S. 247*) präsent. Er beschäftigt ehrenamtliche Fahrerinnen und Fahrer, die Menschen mit Behinderungen in vereinseigenen oder privaten Fahrzeugen transportieren.

Diese Dienste sind für Freizeitfahrten gedacht. Sie ermöglichen mobilitätseingeschränkten Personen, an kulturellen Anlässen teilzunehmen oder soziale Kontakte zu pflegen. Krankheitsbedingte, notwendige Fahrten bezahlen andere Kostenträger (> *Krankenkassen, S. 155* und *Sozialversicherungen, S. 159*).

Statt von Taxis abhängig zu sein, kommt vielleicht in Frage, das eigene Auto anzupassen. Ob erwerbstätig oder nicht, die IV übernimmt Kosten für invaliditätsbedingte Änderungen an Motorfahrzeugen ihrer Versicherten. Dabei sind Vorgaben einzuhalten. Die SAHB oder spezialisierte Autowerkstätten beraten gerne zu den möglichen Modifikationen. Hier eine Auswahl:

- Selbstfahrerinnen benützen Systeme zum Handbetrieb von Gas und Bremse (> *Abbildung 21, S. 217*) oder einen elektrischen Seilzuglift, um den Rollstuhl zu verladen. (> *Abbildung 22, S. 217*). Solche Umbauten setzen eine stabile Gesundheit voraus und sind nur geeignet für Leute, die das Fahrzeug langfristig sicher lenken können.
- Wenn die Arme fortschreitend an Kraft verlieren und das Selbstfahren verunmöglichen, sind andere Optionen sinnvoller. Beifahrersitze, welche nach aussen schwenk- und absenkbar sind, erleichtern das Transferieren von und zum Rollstuhl.
- Ein faltbarer Handrollstuhl wiegt wenig und lässt sich problemlos im Kofferraum verstauen. Schwerere Modelle hingegen brauchen ein Verladesystem, wie etwa einen Kofferraumlift.
- Hochdachkombis mit Heckausschnitt und Rampe ermöglichen Elektrorollstühlen einen fahrbaren Zugang ohne mühsames Transferieren zum Autositz. Fahrgäste, die im Rollstuhl mitfahren, sind froh um eine weniger sportliche Fahrweise. Die Fliehkräfte sind durch den höher gelegenen Schwerpunkt im Rollstuhl viel ausgeprägter und besser spürbar als im normalen Autositz.

Das kantonale Strassenverkehrsamt prüft die Umbauten und erteilt die Zulassung zum Strassenverkehr. Die Halter solcher Invalidenfahrzeuge profitieren von diversen Erleichterungen:
- Die eidgenössische Zollverwaltung stattet für neu gekaufte Invalidenfahrzeuge die Zollgebühren (Automobilsteuer) zurück. Sie verlangt u. a. den Nachweis, dass die IV für die Fahrzeugumbauten aufkommt oder Amortisationsbeiträge (> *S. 160*) ausrichtet.
- Kantonal geregelt ist der ganze oder teilweise Erlass der jährlichen Verkehrssteuer für behinderte Personen. Das schriftliche Gesuch muss belegen, dass die Person aufgrund der Behinderung auf das Fahrzeug angewiesen ist.

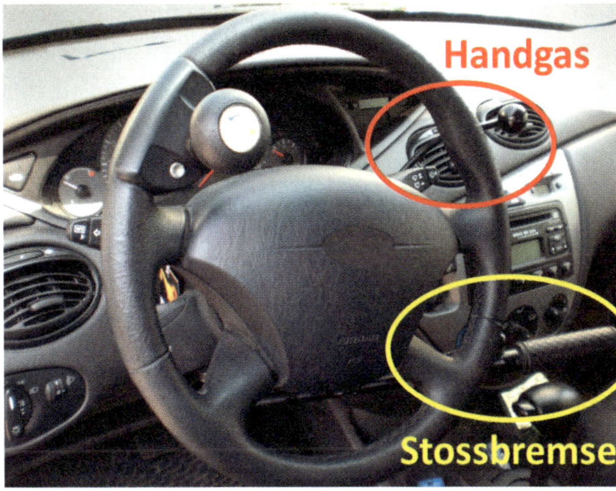

Abbildung 21:
Handbetrieb für Fahrzeuge
mit Automatikgetriebe

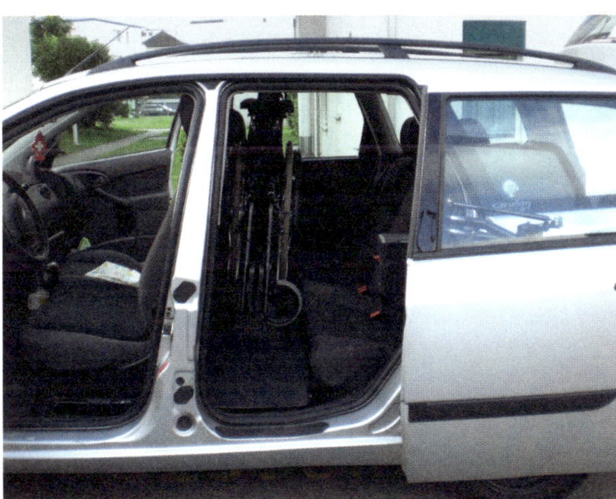

Abbildung 22:
Rollstuhlverladesystem

Die vorzulegenden Dokumente variieren von Kanton zu Kanton.

- In der Regel gibt das kantonale Strassenverkehrsamt blaue Parkkarten für Gehbehinderte aus. Diese erlauben auf Selbstfahrten oder beim Transport einer gehbehinderten Person, auf den speziell markierten Plätzen zu parkieren. Die Karte ist nicht übertragbar und muss gut sichtbar im Auto deponiert werden. Sie ist ein Jahr gültig, bei dauerhaftem Handicap bis zu fünf Jahre. Die Karte erleichtert auch das Benützen der übrigen öffentlichen Parkplätze. Örtliche Vorschriften regeln die Details dazu.
- Versicherungen gewähren Rabatte auf Fahrzeugversicherungen. Hier lohnt es sich, verschiedene Offerten einzuholen und zu vergleichen.
- Zu guter Letzt: Behindertenorganisationen wie Procap Schweiz (> *Links, S. 247*) bieten ihren Mitgliedern einen Flottenrabatt beim Autokauf. Die Höhe des Rabatts legt der Autohändler fest. Er gilt nicht bei Miete und Leasinggeschäften.

Wer all diese Rabatte, Steuernachlässe und Beiträge ausnützen möchte, darf sich nicht vor viel Papierkram scheuen und muss so manches Arztzeugnis und andere Dokumente besorgen. Doch alles eingerechnet kommt doch Etliches zusammen, was den Aufwand wiederum oft rechtfertigt.

Reisen

Wenn nur schon das Haus zu verlassen vorbereitet werden muss, ist verreisen noch eine Stufe komplizierter. Spontan losfahren und schauen, wohin das Schicksal führt, klappt normalerweise nur, wenn jederzeit genug helfende Hände verfügbar sind, um Hindernisse zu überwinden.

Campingferien können reizvoll sein, es gibt aber bloss wenig rollstuhlgängige Wohnmobile zu mieten. Zudem sind nicht alle Campingplätze barrierefrei. Deshalb:

- Standorte und Route gründlich vorbereiten
- Wenn möglich das Fahren und auch alle anderen anfallenden Arbeiten auf mehrere Personen verteilen.

Hausbootferien stellen Muskelkranke vor ähnliche Herausforderungen, da geeignete Boote nur spärlich vorhanden sind. Auch hier sind viele kräftig anpackende Hände nötig, sowohl auf dem Boot als auch auf Landausflügen. Das Planen der An- und Rückreise kommt noch dazu.

Wer grössere Schiffe bevorzugt, entscheidet sich vielleicht eher für eine Kreuzfahrt. Dazu lässt man sich am besten in einem Reisebüro beraten, das auf solche Reisen spezialisiert ist. Verschiedene Reedereien bieten barrierefreie Kreuzfahrten an. Der Begriff barrierefrei befreit aber nicht unbedingt von allen Sorgen. Es kann sein, dass die Reederei beispielsweise einen Elektrorollstuhl aufgrund von Grösse oder Gewicht als nicht geeignet einstuft und daher einen faltbaren Handrollstuhl empfiehlt. Punkte wie diese müssen zwingend vorher geklärt werden. Neuere Schiffe sind oft besser auf Rollstuhlfahrende eingerichtet als ältere. Einige bieten sogar einen hydraulischen Lift an, um ins Wasser des Swimmingpools zu gelangen. Landausflüge bei Zwischenstopps können kompliziert werden. Je nach Hafen ist der Ausstieg über die Gangway sehr steil oder die Gäste müssen auf kleine Boote umsteigen, um an Land zu gelangen. Mit dem Rollstuhl fast ein Ding der Unmöglichkeit. Auch die Touren an Land sind längst nicht alle barrierefrei.

Flugreisen verlaufen grösstenteils unproblematisch. Grössere Airlines transportieren sowohl Handrollstühle als auch Elektrorollstühle. Schwierigkeiten bereiten allenfalls Rollstühle mit auslaufbaren Nassbatterien, da diese wegen der ätzenden Flüssigkeit Gefahrengüter darstellen. Nicht alle Flugbetreiber sind für einen solchen Transport zertifiziert. Zudem muss die Nassbatterie am Rollstuhl fixiert aufrecht in den Frachtraum geladen werden, was bei kleineren Passagierflugzeugen mit entsprechend kleinen Luken nicht möglich ist. Auch bei nicht-auslaufbaren (kippsicheren) Batterien und bei Lithium-Batterien gelten Gefahrengut-Vorschriften, welche je nach Airline unterschiedlich sind. Generell bitten die Fluglinien, den Rollstuhl so früh wie möglich anzumelden, um den Transport sicherzustellen, am besten gleich bei der Flugbuchung. Bei Handrollstühlen geht das notfalls auch kurzfristig (48 Stunden vor Abflug).

Um ihre Passagiere adäquat betreuen zu können, benötigen die Fluggesellschaften vorgängig einige Angaben zur Mobilität. Personen, die kurze Distanzen gehen sowie Stufen auf- und absteigen können, bringt ein Gefährt bis an die Flugzeugtreppe oder bis zum Flugsteig. Jene, die einige Schritte gehen, aber keine Treppen steigen können, werden bis an die Flugzeugtür begleitet. Von dort begeben sie sich selbstständig zu ihrem Sitz. All jene, welche nicht aufstehen können, wechseln mit Hilfe zweier Angestellten an der Flugzeugtür auf einen schmalen Stuhl mit Rädern. Die Helfenden fahren den festgeschnallten Gast durch das Flugzeuginnere und transferieren ihn auf den Sitz. Bei der Ankunft am Zielflughafen erhalten Reisende die gleiche Betreuung. Falls das Flugzeug nicht direkt am Flughafengebäude andockt, erfolgt der Ein- bzw. Ausstieg über ein höhenverstellbares Fahrzeug, das direkt an die Flugzeugtüre heranfährt.

Die Airlines empfehlen mobilitätseingeschränkten Reisenden, möglichst frühzeitig am Flughafen Check-in einzutreffen. Das Bodenpersonal disponiert die betreuenden Hilfspersonen und legt Zeit und Ort des Treffpunkts mit ihnen fest. Der eigene Rollstuhl bekommt eine Etikette und reist im Frachtraum mit dem restlichen Gepäck. Für die Strecke bis zum Flugsteig transferiert die Person auf einen flughafeneigenen Rollstuhl.

Ich konnte schon mehrmals mit meinem eigenen, faltbaren Handrollstuhl bis zur Flugzeugtüre fahren. Von dort wurde er direkt nach unten in den Frachtraum getragen und bei der Ankunft wieder zur Flugzeugtür hochgebracht.

Solch ein Service ist jedoch mit schweren Rollstühlen nicht möglich. Auch nicht alle Flughäfen erlauben ein solches Vorgehen.

Leute, die schlecht zu Fuss sind, kommen normalerweise in den Genuss eines Pre-boardings. Sie dürfen ohne Gedränge vor der grossen Masse ins Flugzeug einsteigen. Bei der Ankunft warten sie, bis alle anderen Passagiere ausgestiegen sind und das Personal assistieren kann. Alle betreuenden Dienstleistungen kosten nichts. Auch der Rollstuhl gilt nicht als kostenpflichtiges Übergepäck.

Während des Fluges hilft die Crew, wo sie kann. Sie gibt aber kein Essen ein oder assistiert auf der Toilette. Falls nötig muss für solche Aufgaben zwingend eine Begleitperson mitreisen. Auf Langstreckenflügen gehören oft kleine Stühle auf Rädern zum Inventar, sogenannte onboard-wheelchairs. Auf diesen kann eine Person bis zur Toilette gefahren werden. Den Transfer auf den Toilettensitz muss diese aber selbst ausführen. Die engen Platzverhältnisse machen das manchmal nicht einfach.

Das Urinieren verläuft für Männer naturgemäss weniger kompliziert als für Frauen. Ein Urinal- Kondom mit Schlauch und Beinbeutel in den Hosen getragen erlaubt, diskret und kontrolliert Harn abzulassen, ohne den Sitz verlassen zu müssen. Diese Methode erfordert aber Vorsicht und Routine. Ein verdrehter Schlauch oder ein schlechtsitzendes Kondom, beispielsweise durch einen ungeschickten Transfer, könnte unangenehme Folgen haben. Inkontinenzeinlagen schützen teilweise und kurzzeitig. Auf keinen Fall sollen Ängste dazu verleiten, weniger zu trinken. In der Kabine herrscht eine geringere Luftfeuchtigkeit, was den Körper während des Fluges schneller austrocknen lässt. Daher raten Fachleute der Flugmedizin, genügend Flüssigkeit zu sich zu nehmen. Alkohol dehydriert, andere Getränke wirken harntreibend. Besser eignen sich stilles Wasser, Milch oder Rooibos-Tee.

Der Luftdruck auf der Reiseflughöhe entspricht ungefähr jenem auf 2500 Metern über Meer. In diesen Sphären wird die Luft buchstäblich dünner, bereitet aber den meisten Leuten noch keine Probleme. Personen jedoch mit Lungenkrankheiten oder solche, welche durch eine geschwächte Muskulatur leicht in Atemnot geraten, spüren die geringere Konzentration an Sauerstoff zweifellos. Sie müssen zwingend vorher abklären, ob sie während des Fluges zusätzlichen Sauerstoff benötigen und dies bei der Buchung der Airline mitteilen. Meist behandelt der medizinische Dienst der Fluggesellschaft Anfragen hierzu, sei es für selbst mitgebrachten oder von der Airline abgegebenen Sauerstoff. Das bedeutet einmal mehr Formulare ausfüllen und ärztliche Verordnungen besorgen.

An der gewünschten Destination angekommen, steht die Frage der weiteren Verkehrsmittel an.

- Welche Transportmittel des öffentlichen Verkehrs sind möglich?
- Welche Bahnhöfe und Haltestellen von Zügen, U-Bahnen, Trams etc. sind barrierefrei?
- Existieren rollstuhlgängige Taxis oder wäre ein Mietwagen eine Option?

Internet sei Dank, lassen sich solche Informationen heutzutage leichter finden als früher.

Eine ausgeklügelte Version einer barrierefreien Rolltreppe erlebte ich an mehreren Bahnhöfen in Tokio. Auf unsere Anfrage nach dem Weg zum Bahnsteig sperrte das dortige Personal kurzerhand den Zugang zur Rolltreppe für alle ab. Es liess die Treppe leer weiterlaufen, bis eine speziell markierte Stufe die unterste bzw. oberste Position erreicht hatte. Dann stoppte die Rolltreppe. Das Personal wies mich an, auf diese Stufe zu fahren und die Bremsen zu arretieren. Der nächste Moment löste bei mir zu Beginn kurz Panik aus, da sich die Rolltreppe langsam wieder in Bewegung setzte. Aber keine Sorge: Unter mir bauten sich drei Stufen automatisch zusammen und bildeten eine grosse Plattform. Auf diesen blockierten Stufen fuhr ich bequem und ebenerdig die ganze Treppe hoch oder hinunter. Am Ende hielt die Rolltreppe an und ich fuhr selbst wieder los. Dass ein Rollstuhlfahrer die ganze Rolltreppe allein benützte und Tausende von Reisenden nebenan die Treppe hoch- und runterhetzen mussten, störte dort niemanden.

Die grössten Überraschunwgen tauchen meistens bei Ankunft in der gebuchten Herberge auf. Der Begriff «rollstuhlgängige Unterkunft» lässt sich ähnlich stark dehnen, wie ein Bungee-Jump-Seil. Die Ansichten, was rollstuhlgängig bedeutet, liegen bei Hotelführenden und Gästen manchmal meilenweit auseinander. Unerlässlich ist, bei der Buchung die eigenen Bedürfnisse so klar wie möglich zu kommunizieren. Mögliche Fragen sind:

- Hatten Sie schon Gäste im Rollstuhl?
- Wo sind Treppen und Stufen zu überwinden? (Eingänge, Flur, Frühstücksraum, Restaurant, Swimming-Pool, Garage etc.)
- Wie gross sind die Aufzüge und funktionieren sie auch?
- Wie breit sind die Eingänge zu Zimmer, Badezimmer und anderen Räumen?
- Kann ich mit dem Rollstuhl bis ans Bett bzw. ins Badezimmer fahren oder verengen Möbelstücke den Weg?
- Ist der Zugang mit dem Rollstuhl direkt bis ans WC bzw. Dusche stufenlos und barrierefrei möglich?
- Gibt es Haltegriffe bei WC und Dusche? Haben Sie einen Duschstuhl?
- Welche Einrichtungen können nicht benutzt werden? Welche sind stufenlos erreichbar?
- Wo im Gebäude liegt das rollstuhlgängige Zimmcr? (im Keller gleich neben der Disco?)

Trotz grösstmöglicher Vorsicht ist jedoch immer mit Unvorhergesehenem zu rechnen. Dann muss improvisiert werden.

Bei der Buchung lohnt es sich, Stornierungsoptionen offen zu lassen. Das gibt Zeit, alle Fragen mit dem Hotel zu klären, ohne dass Kosten entstehen. Unterkünfte verfügen in der Regel nicht in allen Preiskategorien und Grössen über barrierefreie Zimmer. Entweder nimmt man, was verfügbar ist und bezahlt dementsprechend oder man sucht sich eine andere Bleibe. Neuere Hotels mit höherem Preisniveau bieten mehr Komfort und sind eher barrierefrei ausgestattet.

Private Anbieter, die ihre Räumlichkeiten über Internet-Plattformen anbieten, sind zwar preislich attraktiver als ein Hotel. Doch nur wer sicher ist, dass die eigenen Anliegen erfüllt werden, sollte sich darauf einlassen. Falls Probleme auftauchen, sind die richtigen Ansprechpersonen und Lösungen vor Ort möglicherweise schwierig zu finden.

Je nach Reiseprogramm kommen noch weitere Recherchen dazu. Bei Strandferien könnten der Meereszugang und die Verfügbarkeit von Strandrollstühlen ein Thema sein. Für Städtereisen interessieren vielleicht barrierefreie Restaurants, Sehenswürdigkeiten, Kinos, Museen oder öffentliche Toiletten. Dazu leistet die App «wheelmap» gute Dienste. Sie enthält weltweit Karten und zeigt rollstuhlgerechte Orte in der Umgebung an. Benutzer können diese bewerten, Informationen hinzufügen oder einen neuen Ort anlegen. Auf diese Weise wächst der Informationsgehalt kontinuierlich an.

Schlusswort

Neuromuskuläre Erkrankungen treten zwar selten auf, doch bringen sie viel Leid mit sich. Sie gehören mit zu den schwersten Prüfungen, die das Leben bereithält. Mit ihnen umzugehen, bringt alle an ihre Grenzen, sowohl Erkrankte als auch ihr ganzes Umfeld. Welten stürzen ein, Pläne werden zerstört. Hilflosigkeit, Wut, tiefe Verzweiflung oder Depressionen machen sich breit. All die Emotionen, die uns so menschlich machen, kommen hoch, begleitet von Fragen nach dem Sinn des Lebens. Doch wer ist schon in dieser emotionalen Phase in der Lage, passende Antworten zu finden? Erst wenn die Tränen nachlassen, beginnt ein Denkprozess, bei dem sich eine zentrale Frage herauskristallisiert: Wer und was ist mir wirklich wichtig im Leben?

Was früher bedeutend erschien, wird nebensächlich. Tragischerweise sind es oft erst Schicksalsschläge, die einen Sinneswandel herbeiführen. Prioritäten verschieben sich. Wichtige Projekte am Arbeitsplatz oder der Drang, möglichst nichts im Leben zu verpassen, rücken in den Hintergrund. An Zukunftspläne ist nicht zu denken, da die Gegenwart bereits genug belastet. Hingegen schätzt man umso mehr einen ruhigen Nachmittag mit guten Gesprächen unter Freunden.

Es entwickelt sich eine Phase der Akzeptanz, die befreiend wirken kann. Man versucht, die Krankheit als Teil von sich selbst anzunehmen, die negativen Emotionen hinter sich zu lassen und sich auf das persönlich Wichtige zu konzentrieren. Mittel dazu sind beispielsweise Meditations-, Atem- und Entspannungsübungen. Es ist ein Weg, mit sich selbst ins Reine zu kommen und jeden Tag angstfrei und bewusst zu leben. Der Leitspruch dazu lautet: «Carpe diem» oder zu Deutsch «Lebe den Tag». Was viele als leere Floskel abtun, bedeutet real Lebensqualität.

Idealerweise folgen Erkrankte und ihr Umfeld gemeinsam dieser Philosophie, auch wenn dies für Angehörige oft schwierig erscheint. Vielfach sind sie so über beide Ohren mit pflegerischen und organisatorischen Aufgaben beschäftigt, dass nur wenig Platz für gemeinsame Lebensqualität bleibt. Doch genau darum geht es: sich Auszeiten nehmen, Momente miteinander erleben, die Seele baumeln lassen, sich nahe sein, Kreativität ausleben, zusammen lachen, weinen oder einzig die Gegenwart bewusst wahrnehmen und dafür dankbar sein. Das sind wertvolle Momente, an die man sich ein Leben lang zurückerinnert und die in schwierigen Zeiten Kraft spenden.

Welche Prüfungen uns im Leben gestellt werden, bestimmen nicht wir selbst, wie wir mit ihnen umgehen hingegen schon. Schicksalsschläge, gescheiterte Ehen oder Krankheiten fordern uns alles ab. Um dagegenzuhalten, brauchen wir Körper und Geist in Einklang. Auch wenn die Aufgabe unlösbar scheint, wenn wir als Fliegengewicht dem Schwergewichtsweltmeister gegenüberstehen, es gibt nur eines: mit Leib und Seele alles zu geben, was wir haben. Alles andere liegt nicht in unseren Händen.

Doch warum sich bemühen, wenn der Kampf aussichtslos erscheint? Meine Antwort darauf: Seelenfrieden. Wenn wir uns täglich vor dem Einschlafen sagen: «Ich habe heute versucht, mit meinen Möglichkeiten das Beste zu machen», werden wir auch an unserem letzten Tag versöhnlich einschlafen können. Zufrieden blicken wir auf eine erfüllte Zeit zurück, ohne zu hadern oder allen Leuten von unserem Pech zu erzählen. Wir gehen in der Gewissheit: «Ich habe alles gegeben und es ist gut so!»

Anhang

Literaturverzeichnis

Adams, D. (1982). Life, the Universe and everything (S. 25) (2002 Ausg.). Picador.

Aguayo, M. (18. Dezember 2014). (Lizenz CC BY-SA 3.0 <https://creativecommons.org/licenses/by-sa/3.0>, via Wikimedia Commons) Abgerufen am 6. September 2023 von https://commons.wikimedia.org/wiki/File:Imgnotra%C3%A7at_arc_reflex_eng.svg (übersetzt durch N.Bundi)

alumniTUGraz1887. (2020). Geschichte der Technik in Graz. Abgerufen am 11. September 2020 von http://history.tugraz.at/besonderheiten/groessen_der_technik/galvani.php

Amboss. (2020). Amyotrophe Lateralsklerose. Abgerufen am 13. Dezember 2020 von https://www.amboss.com/de/wissen/Amyotrophe_Lateralsklerose

Amboss. (2020). Humangenetik. Abgerufen am 28. November 2020 von https://www.amboss.com/de/wissen/humangenetik-vorklinik

Amboss. (2020). Nervengewebe, Synapsen und Transmitter. Abgerufen am 22. Oktober 2020 von https://www.amboss.com/de/wissen/nervengewebe-synapsen-und-transmitter

Amboss. (2. Juni 2020). Spinale Muskelatrophien. Abgerufen am 1. Dezember 2020 von https://www.amboss.com/de/wissen/Spinale_Muskelatrophien

Ayacop. (16. Dezember 2005). Lizenz Public domain, via Wikimedia Commons. (Original from Penfield, W. & Rasmussen, T. (1950). The Cerebral Cortex of Man. Macmillan, New York.)

Abgerufen am 6. September 2023 von https://commons.wikimedia.org/wiki/File:Homunculus-de.svg
Beckett, S. (1983). Worstward Ho. Abgerufen am 1. Mai 2021 von http://www.samuel-beckett.net/w_ho.html
BodyParts3D. (15. Oktober 2011). (Lizenz 3D brain data is from Anatomography., CC BY-SA 2.1 JP <https://creative-commons.org/licenses/by-sa/2.1/jp/deed.en>, via Wikimedia Commons) Abgerufen am 5. September 2023 von https://commons.wikimedia.org/wiki/File:Brodmann_area_4_lateral.jpg (angepasst durch N.Bundi)
Brotschi, M. (10. März 2022). Bundesgericht stützt IV-Praxis. Zürcher Unterländer, S. 25.
Buchwald, D. K., Illy, J., Kox, A. J., Lehmkuhl, D., Rosenkranz, Z., & Nollar James, J. (2018). The collected papers of Albert Einstein, Volume 15 Seite 654. Princeton University Press.
Bundesgesetz über die Krankenversicherung KVG. (Stand 1.1.2022). Abgerufen am 21. April 2022 von https://www.fedlex.admin.ch/eli/cc/1995/1328_1328_1328/de
Bundesgericht Rechtsprechung Prozess K156/04 Urteil vom 21. Juni 2006. (kein Datum). Abgerufen am 1. April 2023 von https://www.bger.ch/ext/eurospider/live/de/php/aza/http/index.php?highlight_docid=aza%3A%2F%2F21-06-2006-K_156-2004&lang=de&type=show_document&zoom=YES&
Bundesgesetz über die Alters- und Hinterlassenenversicherung AHVG. (Stand 1.1.2022). Abgerufen am 21. April 2022 von https://www.fedlex.admin.ch/eli/cc/63/837_843_843/de
Bundesgesetz über die Beseitigung von Nachteilen von Menschen mit Behinderungen BehiG. (Stand 1.7.2020). Abgerufen am 6. Dezember 2022 von https://www.fedlex.admin.ch/eli/cc/2003/667/de
Bundesgesetz über die Invalidenversicherung IVG. (Stand 1.1.2022). Abgerufen am 21. April 2022 von https://www.fedlex.admin.ch/eli/cc/1959/827_857_845/de

Corves, A. (2012). Nervenzellen im Gespräch. Abgerufen am 23. Oktober 2020 von https://www.dasgehirn.info/grundlagen/kommunikation-der-zellen/nervenzellen-im-gespraech

Dumont, C. (1960). Non, je ne regrette rien [Aufgezeichnet von É. Piaf]. Text von Michel Vaucaire: Columbia.

Dutra, A. (2023). National Human Genome Research Institute. (Lizenz Courtesy: National Human Genome Research Institute https://www.genome.gov/) Abgerufen am 6. September 2023 von https://www.genome.gov/genetics-glossary/Karyotype?id=114

Ergotherapie für Patienten mit neuromuskulären Erkrankungen. (März 2021). Abgerufen am 21. April 2022 von https://www.dgm.org/system/files/authenticated/2021/03/02/ergotherapiepatientenmitnme032021.pdf

Faller, A., & Schünke, M. (1999). Der Körper des Menschen. Georg Thieme Verlag S.536-620.

Felchner, C., Fromm, A., & Schrör, S. (27. Oktober 2021). Heimlich-Griff. Abgerufen am 25. April 2022 von https://www.netdoktor.ch/erste-hilfe/heimlich-griff/

Finerman, Starkey, Tisch (Produzenten), & Zemeckis (Regisseur). (1994). Forrest Gump 00:03:37-00:03:46 [Kinofilm].

Fynn. (1976). Mister God, This Is Anna (Seite 19). Ballantine Books.

Gray, H. (1858). Lizenz Public domain, via Wikimedia Commons. (Quelle Anatomy of the Human Body by Henry Gray, revised by Warren H. Lewis, illustrated by Henry Vandyke Carter, published by Lea & Febiger, 1918 Philadelphia / New York City) Abgerufen am 6. September 2023 von https://commons.wikimedia.org/wiki/File:Gray764.png (übersetzt von N.Bundi)

Grazer, B., Orleans, L., Hallowell, T., Bostick, M. (Produzenten), & Howard, R. (Regisseur). (1995). Apollo 13 00:50:59-00:51:00 [Kinofilm].

Hinshaw, R. E. (2006). Living with Nature›s Extremes: The Life of Gilbert Fowler White. Johnson Books, Seite 62.

Hoffmann, C. (2019). Neurobiologie des Lernens und Vergessens. In C. Hoffmann, Gehirngerechte Führung (S. 24). Springer-Verlag GmbH.

Kübelbeck, A. (22. März 2008). (Lizenz CC BY-SA 3.0 <https://creativecommons.org/licenses/by-sa/3.0>, via Wikimedia Commons) Abgerufen am 6. September 2023 von https://commons.wikimedia.org/wiki/File:Autodominant_01.png

Kübelbeck, A. (22. März 2008). (Lizenz CC BY-SA 3.0 <https://creativecommons.org/licenses/by-sa/3.0>, via Wikimedia Commons) Abgerufen am 6. September 2023 von https://commons.wikimedia.org/wiki/File:Autorecessive_01.png

KURTS GmbH. (2014). Das ist dein Leben. Lizenz mit freundlicher Genehmigung von Cyril Hofer.

Lenzen, M. (29. September 2016). Die komplexeste Alarmanlage der Welt. Abgerufen am 11. Juni 2022 von https://www.dasgehirn.info/krankheiten/schmerz/die-komplexeste-alarmanlage-der-welt

Logopädie bei Dysphagie (Schluckstörung). (2022). Abgerufen am 23. April 2022 von https://www.logergo.de/logopaedie/schluckstoerungen/

Menzi, P., Westenfelder, N., Forrer, D., & Niggli, J. (25. April 2022). Cannabis – Von der Hippiedroge zum medizinischen Hype. (SRF Schweizer Radio und Fernsehen) Abgerufen am 28. April 2022 von https://www.srf.ch/play/tv/puls/video/cannabis---von-der-hippiedroge-zum-medizinischen-hype?urn=urn:srf:video:737c8278-7cde-4e1c-9c3d-08fb22b09e11

Morgan, S., & Orrell, R. W. (2016). Journal of Neuroscience and Neurological Disorders. (Lizenz © 2019 Luisetto M, et al. Open access article distributed under the Creative Commons Attribution License) Abgerufen am 6. September 2023 von https://www.heighpubs.org/jnnd/jnnd-aid1019.php

NordNordWest. (5. Juni 2018). (Lizenz https://creativecommons.org/licenses/by-sa/3.0/de/legalcode) Abgerufen am 6. September 2023 von https://de.wikipedia.org/wiki/Datei:Nepal_rel_location_map.svg#file (angepasst durch N.Bundi)

OpenStax. (1999–2023). Rice University. (Lizenz https://creativecommons.org/licenses/by/4.0/) Abgerufen am 5. September 2023 von https://openstax.org/books/anatomy-and-physiology/pages/12-1-basic-structure-and-function-of-the-nervous-system (übersetzt von N. Bundi)

OpenStax. (1999–2023). Rice University. (Lizenz https://creativecommons.org/licenses/by/4.0) Abgerufen am 6. September 2023 von https://openstax.org/books/anatomy-and-physiology/pages/10-2-skeletal-muscle (übersetzt durch N.Bundi)

Osterath, D. B. (28. August 2011). Kommandozentrale für Bewegungen. Abgerufen am 2. November 2020 von https://www.dasgehirn.info/handeln/motorik/kommando-zentrale-fuer-bewegungen

Ostern, R. (2014). Statistical analysis and revision of molecular genetic diagnostics in a patient population and identification of the disease locus in a large Norwegian family with CMT. Abgerufen am 13. Oktober 2020 von https://munin.uit.no/bitstream/handle/10037/6965/thesis.pdf?sequence=2&is Allowed=y

Patrizio Trampetti. (1973). Liedtext «Un giorno credi». Interpret: Edoardo Bennato (mit freundlicher Genehmigung von Patrizio Trampetti).

Pesenti-Salzmann, C. (30. Oktober 2020). Präsentation 9. ALS-Tag 00:45:35–01:13:13. Abgerufen am 14. März 2023 von https://www.youtube.com/watch?v=nouW4Pc4L-A

Rcchang16. (8. Dezember 2018). (Lizenz CC BY-SA 4.0 <https://creativecommons.org/licenses/by-sa/4.0>, via Wikimedia Commons) Abgerufen am 6. September 2023 von https://commons.wikimedia.org/wiki/File:UMN_vs_LMN.png (übersetzt und angepasst durch N. Bundi)

Schweikert, K. (10. November 2015). Amyotrophe Lateral-sklerose. Swiss Medical Forum - Schweizerisches Medizin-Forum, S. 1068–1073.

Schweizerische Gesellschaft für Ernährung. (2005). (Lizenz CC BY-SA 3.0 DE <https://creativecommons.org/licenses/by-sa/3.0/de/deed.en>, via Wikimedia Commons) Abgerufen am 6. September 2023 von https://commons.wikimedia.org/wiki/File:Lebensmittelpyramide_der_sge_2005.svg

Sieb, J., & Schrank, B. (2009). Klassifikation neuromuskulärer Erkrankungen. In J. Sieb, & B. Schrank, Neuromuskuläre Erkrankungen (S. 15). W. Kohlhammer.

Sozialversicherungen. (2022). Abgerufen am 21. April 2022 von https://www.ahv-iv.ch/de/Sozialversicherungen

Spielhoff, A. (29. Juli 2020). (Lizenz Creative Commons CC0 via Wikimedia Commons) Abgerufen am 5. September 2023 von https://commons.wikimedia.org/wiki/File:Nervenzelle.svg (angepasst durch N.Bundi)

Spielhoff, A. (29. Juli 2020). (Lizenz Creative Commons CC0 via Wikimedia Commons) Abgerufen am 5. September 2023 von https://commons.wikimedia.org/wiki/File:Synapse-beschriftet.svg

Spitex - Pflege und Betreuung zu Hause. (2020). Abgerufen am 22. März 2022 von https://www.spitex.ch/files/C372REH/2020_beri_merkblatt_deutsch.pdf

Sporken, P. (1974). Geistig Behinderte, Erotik und Sexualität. Patmos-Verlag.

Steurer, A., & Raymann, K. (22. September 2022). Gemeinsam anpacken. Interdisziplinäre Schmerzprogramme. (Kantonsspital St.Gallen Zentrum für Ergo- und Physiotherapie) Abgerufen am 12. März 2023 von https://www.kssg.ch/system/files/media_document/2022-09/Gemeinsam%20anpacken.pdf

Tolkien, J. (1954). The Fellowship Of The Ring (S.67 1999 Ausg.). Harper Collins Publishers.

treat-nmd. (10. Oktober 2018). standards of care. Abgerufen am 29. August 2023 von http://www.treat-nmd.org/downloads/file/standardsofcare/sma/german/sma_soc_de.pdf

Verordnung des EDI über die Abgabe von Hilfsmitteln durch die Invalidenversicherung HVI. (Stand 1.7.2020). Abgeru-

fen am 21. April 2022 von https://www.fedlex.admin.ch/eli/cc/1976/2664_2664_2664/de
Verordnung über die Krankenversicherung KVV. (Stand 1.1.2022). Abgerufen am 21. April 2022 von https://www.fedlex.admin.ch/eli/cc/1995/3867_3867_3867/de
Waalkes, O. (1975). Der menschliche Körper – Die Otto Show III. Abgerufen am 2. November 2020 von https://www.youtube.com/watch?v=WcCqgTurgMM
Weber, M. (2020). Präsentation 9. ALS Tag 00:00:00–00:22:40. Abgerufen am 13. Dezember 2020 von https://www.youtube.com/watch?v=nouW4Pc4L-A&feature=youtu.be
Wells, D. A. (1859). Lizenz Public domain, via Wikimedia Commons. (Quelle David Ames Wells, The science of common things: a familiar explanation of the first principles of physical science. For schools, families, and young students. Publisher Ivison, Phinney, Blakeman, 1859, 323 Seiten (Seite 290)) Abgerufen am 5. September 2023 von https://commons.wikimedia.org/wiki/File:Galvani-frogs-legs-electricity.jpg
Wenninger, S. (2020). Definition, Pathogenese, Diagnostik und Therapie der Hypoventilation bei neuromuskulären Erkrankungen. Abgerufen am 4. Mai 2022 von https://edoc.ub.uni-muenchen.de/27437/2/Wenninger_Stephan.pdf
World-Health-Organization. (2010). Developing sexual health programmes. Abgerufen am 15. März 2023 von https://apps.who.int/iris/bitstream/handle/10665/70501/WHO_RHR_HRP_10.22_eng.pdf?sequence=1&isAllowed=y
www.MedicalGraphics.de. (2023). (Lizenz creative commons CC BY-ND 4.0 DE) Abgerufen am 5. September 2023 von https://www.medicalgraphics.de/product/anatomie-nervenbuendel-weiss/

Abkürzungsverzeichnis

AAV	Adeno-assoziierte Viren
Ach	Acetylcholin
ADL	Aktivitäten des täglichen Lebens
AHV	Alters- und Hinterlassenenversicherung
ALS	Amyotrophe Lateralsklerose
ALSFRS	ALS Functional rating Scale
ALT	Arzneimittelliste mit Tarif
BAG	Bundesamt für Gesundheit
BehiG	Behindertengleichstellungsgesetz
BMAA	Beta-Methyl-Amino-L-Alanin
CBD	Cannabidiol
CK	Kreatinkinase
CMT	Charcot-Marie-Tooth-Krankheiten
CO_2	Kohlendioxid
Cu	Kupfer
dHMN	distale hereditäre Motoneuropathie
DNA	deoxyribonucleic acid
DNS	Desoxyribonukleinsäure
EDI	Eidgenössisches Departement des Innern
EL	Ergänzungsleistungen
EMG	Elektromyographie
ENG	Elektroneurographie
FALS	Familiäre Amyotrophe Lateralsklerose
FSRMM	fondation suisse de recherche sur les maladies musculaires

FTD	Fronto-temporale Demenz
FUS	fused in sarcoma
GA	Generalabonnement
GABA	Gamma-Aminobuttersäure
HE	Hilflosenentschädigung
HMSN	Hereditär-motorisch-sensorische Neuropathien
HNO	Hals-Nasen-Ohren (Arzt)
HVI	Hilfsmittelverodnung für die Invalidenversicherung
IV	Invalidenversicherung
IPZ	Intensivpflegezuschlag
KESB	Kinder- und Erwachsenenschutzbehörde
KLV	Krankenpflege-Leistungsverordnung
KTG	Krankentaggeldversicherung
KVV	Krankenversicherungsverordnung
LMN	lower motor neuron
MEP	Motorisch evozierte Potentiale
MigeL	Mittel- und Gegenständeliste
MND	motor neuron disease
mRNA	messenger ribonucleic acid
MRT	Magnetresonanztomographie
MS	Multiple Sklerose
Na	Natrium
NIV	Nicht-invasiv
NMD	Neuromuscular Disorders
NME	Neuromuskuläre Erkrankungen
ÖV	Öffentlicher Verkehr
PAL	Problem anderer Leute
PEG	Perkutane endoskopische Gastrostomie
pH	pondus (oder potentia) Hydrogenii
PLS	Primäre Lateralsklerose
PMA	Progressive Muskelatrophie
PNS	Peripheres Nervensystem
PSR	Patellarsehnenreflex
SL	Spezialitätenliste

SAHB	Schweizerische Arbeitsgemeinschaft Hilfsmittelberatung für Behinderte und Betagte
SALS	Sporadische Amyotrophe Lateralsklerose
SBB	Schweizerische Bundesbahnen
SEP	Somebody Else's Problem
SGE	Schweizerische Gesellschaft für Ernährung
SMA	Spinale Muskelatrophie
SMN	survival of motor neuron
SOD1	Cu/Zn Superoxid Dismutase 1
SRK	Schweizerisches Rotes Kreuz
TCM	Traditionelle chinesische Medizin
TDP43	Transactive response DNA binding protein 43
THC	Tetrahydrocannabinol
UMN	upper motor neuron
USA	United States of America
USZ	Universitätsspital Zürich
VIP	Very important person
WHO	World Health Organization
WWOOF	Willing Workers On Organic Farms
Zn	Zink
ZNS	Zentralnervensystem

Index

N

O

P

Abbildungsverzeichnis

Links

Schweizerische Muskelgesellschaft, https://www.muskelgesellschaft.ch/

Projekt Netzwerk Myosuisse der Schweizerischen Stiftung für die Erforschung der Muskelkrankheiten, https://www.fsrmm.ch

Patientenregister für neuromuskuläre Krankheiten, https://www.swiss-reg-nmd.ch/

Deutsche Gesellschaft für Muskelkranke e.V., https://www.dgm.org/

Procap Schweiz. Für Menschen mit Handicap, https://www.procap.ch/

Dachverband schweizerischer Patientenstellen, https://www.patientenstelle.ch/

Portal für Menschen mit Behinderung und chronischer Krankheit, https://www.enableme.ch/de

Nationale Dachorganisation für Menschen mit körperlichen, kognitiven und psychischen Beeinträchtigungen, https://www.proinfirmis.ch/

Inclusion Handicap Dachverband der Behindertenorganisationen Schweiz, https://www.inclusion-handicap.ch/

Verein Rechtsberatungsstelle UP für Unfallopfer und Patienten, https://www.rechtsberatung-up.ch/

Portal der Patientenorganisation SMA Schweiz, https://www.sma-schweiz.ch/

Portal der Patientenorganisation Verein ALS Schweiz, https://www.als-schweiz.ch/

Neuromuskuläres Zentrum, Universitätsspital Zürich, https://www.usz.ch/fachbereich/neurologie/

REHAB Basel, Klinik für Neurorehabilitation und Paraplegiologie, https://www.rehab.ch/

Muskelzentrum / ALS Clinic Kantonsspital St. Gallen, https://www.kssg.ch/muskelzentrum

Spitex, https://www.spitex.ch/

Fachgesellschaft für palliative Medizin, Pflege und Begleitung, https://www.palliative.ch

Palliative zh+sh. Advanced care planning und Notfallplan Palliative (ACP-NOPA), https://www.pallnetz.ch/

Formular Patientenverfügung der Krebsliga , https://www.krebsliga.ch/ueber-krebs/palliative-care/patientenverfuegung-der-krebsliga

Vorsorgeauftrag, https://www.deinadieu.ch/

SAHB, Berater und Dienstleister für Hilfsmittel, https://sahb.ch/

Übersicht Sozialversicherungen, https://www.ahv-iv.ch/de/Sozialversicherungen

Stiftung Kinderhilfe Sternschnuppe, https://sternschnuppe.ch/de/

Webseite von WWOOF Schweiz, https://wwoof.ch/de/

Eurokey Schliessystem von Pro Infirmis für hindernisfreie Einrichtungen, https://www.eurokey.ch/

Fahrvergünstigungen der SBB, https://www.sbb.ch/de/fahrplan/reisehinweise/reisende-mit-handicap/fahrverguenstigungen.html

Fahrplansuche der SBB, https://www.sbb.ch/de/fahrplan.html

Stiftung ProMobil, https://promobil.ch/

Tixi Fahrdienste, https://www.tixi.ch/fahrdienste-in-den-regionen

Fragebogen ALS Functional Rating Scale

Name: .... Datum: ....

Punke: .... von 48

1. Sprache

4 Normal
3 Hörbare Sprechstörungen
2 Verständlich machen mit Wiederholungen
1 Sprache wird mit nichtverbaler Kommunikation kombiniert
0 Verlust der verständlichen Sprache

2. Speichelfluss bezieht sich auf wässrigen Speichel, nicht auf zähe Sekrete (Schleim), welche sich im Rachenraum ansammeln

4 Normal
3 Leicht, aber eindeutig vermehrter Speichel im Mund, ev. nächtlicher Speichelverlust aus dem Mund
2 Mässig vermehrter Speichel im Mund, ev. geringer Speichelverlust aus dem Mund
1 Deutlich vermehrter Speichel im Mund, teilweise mit Speichelverlust aus dem Mund
0 Deutlicher Speichelfluss aus dem Mund, Taschentuch ständig erforderlich

3. Schlucken

4 Normal
3 Beginnende Essprobleme – gelegentliches Verschlucken
2 Änderung der Nahrungskonsistenz
1 Ergänzende Sondenernährung erforderlich
0 Nahrungsaufnahme ausschliesslich über Sondenernährung oder direkt in die Blutbahn (parenteral)

4. Handschrift: bezieht sich auf die Hand, mit der vor Erkrankung geschrieben wurde (links- oder rechtshändig)

4 Normal
3 Langsam oder wackelig; alle Wörter sind lesbar
2 Nicht alle Wörter sind lesbar
1 Kann den Stift selbstständig halten, aber nicht schreiben
0 Kann den Stift nicht halten

5.a Essen schneiden und Besteck handhaben
(Patienten ohne Ernährungssonde)

4 Normal
3 Etwas langsam und unbeholfen, aber keine Hilfe erforderlich
2 Kann die meisten Speisen schneiden, aber langsam und unbeholfen; braucht teilweise Hilfe
1 Speisen müssen von jemandem geschnitten werden, aber kann langsam selbst essen
0 Muss gefüttert werden

5.b Ernährungssonde und Utensilien handhaben
(Patienten mit Ernährungssonde)

4 Normal
3 Etwas langsam und unbeholfen, kann aber alle Handgriffe selbstständig ausführen
2 Beim Umgang mit Verschlüssen und Deckeln teilweise Hilfe erforderlich
1 Kann minimale Unterstützung bei Sondenversorgung geben
0 Kann an keiner Stelle bei Sondenversorgung mithelfen

6. Ankleiden und Körperpflege

4 Normal
3 Keine Veränderung erforderlich, jedoch mit deutlicher Mühe verbunden
2 Zeitweilige Hilfe oder Hilfsstrategien erforderlich
1 Hilfe erforderlich
0 Vollständig abhängig

7. Umdrehen im Bett und Bettdecke richten

4 Normal
3 Selbstständig, jedoch langsamer und unbeholfener
2 Selbstständig möglich, jedoch mit grosser Mühe verbunden
1 Kann zum Umdrehen, Richten der Bettdecke ansetzen, aber die Bewegung nicht selbstständig vollenden
0 Selbstständiges Umdrehen oder Richten der Bettdecke nicht möglich

8. Gehen

4 Normal
3 Beginnende Gangstörung
2 Gehen mit Unterstützung oder Hilfsmitteln
1 Kann Beine bewegen, aber Gehen nicht möglich
0 Keine zielgerichtete Beinbewegung möglich

9. Treppensteigen

4 Normal
3 Langsamer
2 Leichte Unsicherheit oder Ermüdung
1 Unterstützung erforderlich
0 Treppensteigen nicht möglich

10. Luftnot

4 Keine Luftnot
3 Luftnot bei mässiger Belastung z. B. Gehen
2 Luftnot bei minimaler Belastung z. B. Essen, Baden u. Abtrocknen, Ankleiden, Sprechen
1 Bei Ruhestellung, Atemschwierigkeiten im Sitzen oder Liegen
0 Deutliche Luftnot in Ruhe, Erwägung mechanische Atemhilfe wegen Luftnot

11. Luftnot im Liegen

4 Keine Luftnot im Liegen
3 Nachts teilweise Schwierigkeiten zu schlafen wegen Kurzatmigkeit, keine regelmässige Verwendung von mehr als 2 Kissen
2 Zusätzliche Kissen zum Schlafen erforderlich (mehr als 2 Kissen)
1 Schlafen nur im Sitzen möglich
0 Schlafen aufgrund der Luftnot kaum möglich

12. Atemfunktionsstörung

4 Kein Atemhilfsmittel
3 Zeitweilige Nutzung einer Atemmaske
2 Ständige Nutzung einer Atemmaske in der Nacht
1 Ständige Nutzung einer Atemmaske Tag und Nacht
0 Luftzufuhr über einen Luftröhrenschnitt (Tracheostomie)

Disclaimer

Die Verwendung dieses Werkes und sämtlichen darin enthaltenen Informationen erfolgt ausdrücklich auf eigenes Risiko. Grundsätzlich ausgeschlossen sind Haftungsansprüche gegen den Autor und den Verlag für Schäden ideeller oder materieller Art, die durch die Nutzung oder Nichtnutzung der Informationen verursacht wurden. Die Arbeiten an diesem Werk inklusive aller Inhalte erfolgten mit grösster Sorgfalt und die Recherchen wurden mit äusserster Gewissenhaftigkeit durchgeführt. Autor und Verlag übernehmen jedoch keine Gewähr für die Vollständigkeit, Korrektheit, Qualität und Aktualität der zur Verfügung gestellten Informationen. Rechts- und Schadenersatzansprüche sind ausgeschlossen, insbesondere für Schäden verursacht aufgrund von fehlerhaften oder unvollständigen Informationen. Falschinformationen und Druckfehler können nicht vollständig ausgeschlossen werden. Das Werk enthält Links zu externen Webseiten Dritter, für deren Inhalte ausschliesslich die Betreiber der jeweiligen Internetseiten verantwortlich sind. Der Verlag und der Autor haben keinen Einfluss auf die Inhalte fremder Internetseiten und distanzieren sich daher von allen fremden Inhalten. Zum Zeitpunkt der Verwendung waren keine rechtswidrigen Inhalte auf den Webseiten erkennbar. Aus Gründen der Lesbarkeit wurde auf die Verwendung des Gendersterns verzichtet. Es wurde dafür jeweils entweder die weibliche oder männliche Form verwendet. Der gesamte Text wurde ohne Hilfe von künstlicher Intelligenz erstellt.

Dank

Mein erster Dank geht an meine Frau Yuko, die mich zum Verfassen dieses Buches angeregt und mich zu jedem Zeitpunkt unterstützt und motiviert hat. Das gilt ebenso für meine beiden Söhne Leo und Noël. Meinem Bruder Marino danke ich für die kreativen Ideen und seiner Tochter Sarina für ihre wertvollen Inputs. Sehr verbunden fühle ich mich auch mit Christoph Hoffmann, der das Projekt von Beginn an begleitet und schon frühzeitig mitgeholfen hat, es in die richtigen Bahnen zu lenken.

Vielen Dank für die gute Zusammenarbeit an den Verlag elfundzehn, insbesondere an Gaby Ferndriger, Martha Höschel, Melina Vogl und Grafiker Urs Bolz. Sie ermöglichten, mein Erstlingswerk zu veröffentlichen.

Ausserordentlich froh bin ich um die Unterstützung von Patrizio Trampetti, der mir freundlicherweise die Genehmigung zum Abdruck des Liedtextes von «Un giorno credi» gegeben hat, eines der Kernelemente dieses Buches. Das Gleiche gilt für den Text von «Das ist dein Leben». Herzlichen Dank hierfür an Cyril Hofer.

Herrn Dr. med. Jürg Jäger danke ich besonders für die Korrekturen im Teil 1, das Verfassen des Vorwortes und seine wertvollen Hinweise. Sehr zu schätzen weiss ich die Hilfe von Daniel Stöpel, der mich mit Fachliteratur ausgestattet hat. Auch Claudio Calonder sei hier erwähnt. Unsere angeregten Diskussionen über die Quantenmechanik und die Einblicke in biochemische Prozesse bleiben unvergessen.

Last but not least ermöglichte die grosszügige Unterstützung verschiedenster Seiten die Veröffentlichung des Buches. Zu erwähnen sind hier Mitsubishi Tanabe Pharma GmbH, AsFam AG, Verein Schweizerische Muskelgesellschaft, Verein ALS Schweiz, Verein Pro Infirmis und die Stadt Bülach. Herzlichen Dank an alle.

Norbert Bundi

Der Autor

Norbert Bundi (1965), geboren und auf- gewachsen in Chur, erlebte eine unbeschwerte Kindheit und Jugendzeit. Im Alter von 34 Jahren begann eine langsam fortschreitende Muskelkrankheit ihn zunehmend einzuschränken, sodass er heute auf einen Rollstuhl angewiesen ist. Sein kämpferischer Wille im Alltag und auf Reisen ist jedoch ungebrochen. Norbert Bundi hat zwei erwachsene Söhne und lebt mit seiner Frau in Bülach.

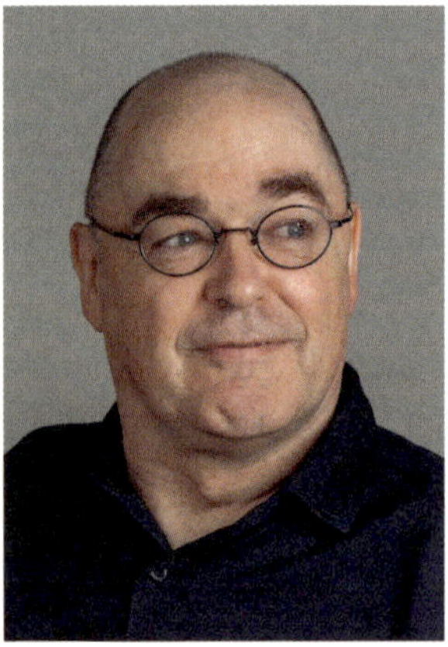